SILVER'S JOINT AND SOFT TISSUE INJECTION
INJECTING WITH CONFIDENCE
6th edition

Silver
关节与软组织注射治疗技术

主编
David Silver

主译
翁蔚宗　万方　高阳

主审
陈世益　贺佳

上海科学技术出版社

图书在版编目（CIP）数据

Silver关节与软组织注射治疗技术 ／（英）戴维·西
尔弗（David Silver）主编；翁蔚宗，万方，高阳主译
. -- 上海：上海科学技术出版社，2021.7
　书名原文：Silver's Joint and Soft Tissue
Injection: Injecting with Confidence
　ISBN 978-7-5478-5337-5

　Ⅰ．①S… Ⅱ．①戴… ②翁… ③万… ④高… Ⅲ．①
关节疾病—注射—疗法②软组织损伤—注射—疗法 Ⅳ.
①R684.05②R686.05

中国版本图书馆CIP数据核字(2021)第085323号

Silver 关节与软组织注射治疗技术
主编　David Silver
主译　翁蔚宗　万方　高阳
主审　陈世益　贺佳

上海世纪出版（集团）有限公司　出版、发行
上 海 科 学 技 术 出 版 社
（上海钦州南路 71 号　邮政编码 200235　www.sstp.cn）
浙江新华印刷技术有限公司印刷
开本 787×1092　1/16　印张 8
字数：200 千字
2021 年 7 月第 1 版　2021 年 7 月第 1 次印刷
ISBN 978-7-5478-5337-5/R·2302
定价：98.00 元

本书如有缺页、错装或坏损等严重质量问题，请向承印厂联系调换

内容提要

原著 *Silver's Joint and Soft Tissue Injection* 自 1996 年第一版出版以来，历经 20 余年，颇受业界推崇，是业内公认的注射治疗的经典指南。

本书着重介绍关节和软组织损伤中注射治疗的详细步骤和注意事项，对关节与软组织局部注射技术的应用原则、循证医学证据、医学法律问题、并发症、不良反应，以及肩、肘、膝、踝、髋等各大关节各种运动损伤的注射方法进行了系统性论述。同时结合了骨科、风湿科及影像学的专业特点，提供了实用且有效的注射治疗标准化流程，并向医生为广大患者提供个性化注射治疗提出了安全且有价值的建议。

相较上一版，本书增添了早期炎症性关节炎的诊疗，完善了类固醇注射的循证医学证据，补充了骨与软组织疾病物理治疗的具体指导意见。

本书内容翔实，操作指导贴合实际，配图精美，可帮助相关医疗人员进一步理解注射疗法理论基础和操作规范，适合广大全科医生、骨科 / 运动医学科医生及疼痛科医生阅读。

译者名单

主　译
翁蔚宗　中国人民解放军海军军医大学附属长海医院
万　方　复旦大学附属华山医院
高　阳　中国人民解放军总医院

主　审
陈世益　复旦大学附属华山医院
贺　佳　中国人民解放军海军军医大学公共卫生与预防医学系

副主译
刘珊珊　厦门大学附属成功医院
崔　进　中国人民解放军海军军医大学附属长海医院
江　辉　中国人民解放军东部战区总医院
陈　琪　中国人民解放军海军军医大学公共卫生与预防医学系

参译人员（同一单位按汉语拼音排序）
中国人民解放军海军军医大学附属长海医院

曹烈虎　陈　晓　陈依琳　郭嘉炜　黄　轩　李　诚　李　明　毛宁方　牛云飞
潘思华　乔苏迟　石志才　宋洪元　苏佳灿　唐　昊　王光超　王志伟　魏显招
谢　滔　谢　杨　徐卫东　杨长伟　张　浩　章　浩　智　信　周启荣

复旦大学附属华山医院

陈疾忤　华英汇　李　宏　张树蓉　朱文辉

中国人民解放军总医院

柴　伟　陈　华　杨贵勇　张立海　张　群

厦门大学附属成功医院

曾　光　樊　伟　黄建明　黄长明　黄哲元　刘好源　潘　立

中国人民解放军东部战区总医院

包倪荣　陈　勇　王冬生　王一村

中国人民解放军海军军医大学公共卫生与预防医学系

金志超　秦婴逸

上海交通大学附属第六人民医院

陈　晨　陈云丰　贾伟涛　邵　雷　施忠民　王驭恺　余伟林

中国人民解放军海军军医大学附属长征医院

王智巍　吴锦辉　周许辉

中国人民解放军海军军医大学第三附属医院

康一凡　王　一

同济大学附属同济医院

陈　雷　孟　通　周永新

主译助理

周启荣　中国人民解放军海军军医大学附属长海医院

姜　昊　中国人民解放军海军军医大学附属长海医院

编者名单

主编

David Silver FRCR, FRCP
Consultant Musculoskeletal Radiologist
President British Society of Skeletal
Radiologists Royal Devon and Exeter
NHS Foundation Trust Exeter, England

参编人员

Bashaar Boyce MBChB, BSc, MRCP
Consultant Rheumatologist
Royal National Hospital for Rheumatic
Diseases Bath, England

Ravik Mascarenhas BMedSci, BMBS, MRCP
Consultant Rheumatologist
Royal Devon and Exeter Foundation Trust
Exeter, England

Anish Patel FRCR
Consultant
Radiologist Royal
Orthopaedic Hospital
Birmingham, England

Alison Smeatham MSc, MCSP, FSOM
Extended Scope Physiotherapist
Royal Devon and Exeter NHS Foundation
Trust Exeter, England

译者简介

翁蔚宗

中国人民解放军海军军医大学附属长海医院骨科博士，博士后研究员。

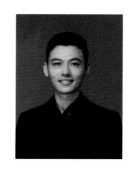

主要从事四肢脊柱骨折、骨不连 / 骨缺损、颈椎病、腰椎间盘突出症，以及肩、肘、膝、踝关节运动损伤的诊治。以第一或通讯作者在 *ACS Nano*、*Journal of Nanomedicine*、*Journal of Chemistry B*、*Journal of Nanomaterials* 及《中国矫形外科杂志》《中华创伤杂志》等国内外重要期刊上发表论文 20 余篇，累计影响因子 40 余分。承担上海市自然科学基金、中国博士后科学基金面上项目、中国博士后科学基金特别资助项目，参研国家自然科学基金、科技部重大项目等 4 项。获全军优秀专业技术干部岗位津贴、国家科学技术进步奖二等奖、上海医学科技进步奖二等奖、中华医学会科技进步奖三等奖。

作者简介

Trevor Silver

    Trevor Silver（1927—2011）是一位全科医生，其执业生涯专注于骨骼肌肉疾病的诊疗工作，尤其擅长注射疗法，贯穿其整个职业生涯的是对医学专业教育及培训的忧忧热情。多年来，他一直担任西南泰晤士河地区英国医学研究生联合会（South West Thames Region British Postgraduate Medical Federation）的区域顾问，并在皇家全科医生学院（Royal College of General Practitioners）担任多项重要职务，包括西南泰晤士河学院院长和教务长；主持多个管理、教育和研究委员会，包

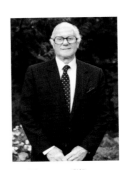

— **Trevor Silver** —

括英国医学会（British Medical Association）的地区分会、区卫生局研究委员会等。

    Trevor Silver 医生担任英国关节炎和风湿病委员会（Arthritis and Rheumatism Council）的全科医生顾问，同时也是英国皇家陆军医疗队（Royal Army Medical Corps）的教官。多年来，他辗转多个国家和地区开展了其广受推崇的软组织与关节注射治疗培训班，为改善全科医生培训水平不均衡做出了卓越的贡献（改编自 *BMJ 2011*；*343*：*d7233*，经 BMJ 出版有限公司许可）。

David Silver

David Silver 医生在伦敦圣巴塞洛缪医院（St Bartholomew's Hospital）学习结束后，于布里斯托大学医院英国国民健康保险信托基金医疗联合体（NHS Foundation Trust）放射学部接受专业培训并任皇家内科学会会员（Member of the Royal College of Physicians，MRCP）。尔后他作为访问学者前往澳大利亚布里斯班的亚历山德拉公主医院（Princess Alexandra Hospital）学习。自 1997 年以来，他一直担任英国皇家德文郡和埃克塞特郡国民健康服务信托基金会的顾问，并与著名的伊丽莎白公主骨科中心联合建立了综合性骨骼肌肉疾病诊断和治疗服务机构，是最早引入骨骼肌肉超声引导下注射治疗的 NHS 信托基金医疗联合体机构之一。

David Silver 医生是第一批 NHS 冲击波治疗中心的创始人之一，并担任国家健康和保健卓越研究所的专家顾问超过 12 年。

David Silver 医生目前担任英国骨骼放射科医师学会（British Society of Skeletal Radiologists）主席，曾为国家卫生部提供影像学专业咨询，包括 18 周转诊治疗路径（referral to treatment，RTT），并担任国家影像学委员会委员。

同时，他也是 2012 年奥运会影像学委员会成员、奥运会志愿者，提供骨骼肌肉影像和疾病干预治疗服务。多年来，他为埃克塞特城足球俱乐部和萨默塞特板球俱乐部提供专业的影像学意见和干预建议。

中文版序一

随着全民健身运动在神州大地全面开展，运动不科学带来的运动损伤也时有发生，涉及关节、肌肉、筋膜、肌腱、韧带和软骨等，表现为急性或慢性疼痛和功能障碍，影响了运动者的身体和心理健康，不利于全民健身运动的持续健康开展。关节与软组织局部注射治疗，简称"局封"，适用于大部分运动损伤，具有立竿见影、疗效显著、价格低廉、操作简便等特点，适合在门诊、基层医疗单位及运动队中开展。我多年前曾为国家队与省市运动队服务，很多情况下就是靠着局部注射技术为运动员们解除病痛，帮助他们重返赛场，取得好成绩。

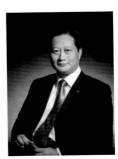

— 陈世益 —

局部注射是一种比较成熟、有微小创伤的治疗技术，对操作者的病理学和局部解剖知识有一定要求，须能准确识别注射局部的血管、神经分布，从而避免造成医源性损伤。正确进行关节与软组织局部注射治疗需要医生有以下能力，包括：对伤病的正确诊断，准确、详尽掌握局部解剖层次和注射部位，了解所使用药物的性能、配比、适应证、注射剂量及配伍禁忌，以及注射时机、间隔、注射次数等，如果发生意外或并发症，医生能迅速有效地进行对症处理。

为了使读者能够正确应用局部注射技术，更好地发挥该技术的作用，我的学生翁蔚宗博士、万方博士等几位青年医生经过反复对比，在众多国外教材中选中这本英国 David Silver 医生所著的《Silver 关节与软组织注射治疗技术》（第六版）进行翻译并在国内出版。

本书前五版由 David Silver 的父亲——英国著名全科医生 Trevor Silver（1927—2011）所著，小 Silver 医生将其父亲毕生心血发扬光大，整理成册，再次出版。老 Silver 医生在英国皇家全科医生学院任职，毕生致力于肌骨系统疾病诊治的研究，对关节与软组织局部注射技术有着较深的造诣。全书用朴实无华的语言写作，内容精练却不失细节，对关节与软组织局部注射技术的应用原则、循证医学证据、医学法律问题、并发症、不良反应，以及膝、肩、肘、腕、踝、髋等各大关节各种运动损伤的注射方法及运动康复原则进行了系统性论述。此外还引入了超声引导下注射这一较新的辅助技术，体现了精准医学的理念。本书强调了局部注射治疗指征的把握，配合 40 余幅彩图，生动讲解了注射技术的详细步骤，可供年轻骨科医生、运动医学专科医生、全科医生和运动队医生研究和学习，作为关节与软组织局部注射技术的重要参考教材。

　　开卷有益，希望读者们能够正确掌握此项技术，为运动损伤患者合理治疗，解除病痛，使其健康运动。

陈世益　教授

复旦大学附属华山医院运动医学科主任

复旦大学运动医学研究所所长、上海市重大赛事首席医务官

中华医学会运动医疗分会主任委员、中国医师协会骨科医师分会运动医学专业委员会主任委员

2020 年夏于上海

中文版序二

局部注射是治疗关节及软组织损伤的重要方法之一，可有效改善局部血供，利于炎症消退和组织损伤修复。由于疗效立竿见影，且受治疗场地限制少，因此是全科医生特别是骨科医生必备的技能之一。此外，局部注射治疗能迅速止痛，常用作应急治疗，在保障体育赛事和部队任务等大型活动中发挥着重要作用。

局部注射的疗效取决于对疼痛部位的精准注射。医生必须熟悉注射部位的解剖结构，并掌握娴熟的注射技术，才能实现精准注射。为了进一步推进该项技术的规范化，翁蔚宗、高阳等几位青年医生将

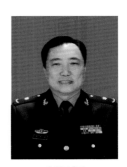

— 唐佩福 —

Silver's Joint and Soft Tissue Injection—Injecting with Confidence (6th ed) 一书译成中文，期望在疾病诊断、药物配比、技术操作、并发症管理等方面，与大家分享国外的经验。该书从 1998 年出版以来，20 年间不断修订完善和再版，至今已更新到第六版，并在多个国家翻译出版，被业界奉为经典。本书前五版由英国著名全科医生 Trevor Silver（1927—2011）所著，Trevor Silver 多年来专注于骨骼肌肉疾病的诊疗，尤其擅长肌骨注射疗法。多年来，他孜孜不倦地潜心于肌骨常见疾病的诊疗和研究，并辗转多个国家和地区组织研讨会和培训班，为肌骨注射疗法的完善和推广倾注了毕生心血。在本书第五版的编著过程中，Trevor Silver 医生已病入膏肓，他的儿子 David Silver 医生继承其衣钵，完成了本书第六版的编著工作。David Silver 作为一位影像学专家，在肌肉骨骼影像学方面颇有造诣，为本书增补了详细且实用的影像学引导下注射的章节，为精准注射提出了新的概念，具有很强的指导作用。

初阅本书英文原著时，不禁感叹这位已经逝去的 Silver 医生，他那孜孜不倦的专业精神，以及几十年磨一剑的笃定信念，令人尊敬，值得学习。所谓"性痴则其志凝，故书痴者文必工，艺痴者技必良"，我们年轻一代的医疗工作者们应该学习这种"性痴""书痴""艺痴"的治学问道精神，从细微处培养自己的执业素养和专业能力。

医道漫漫，大医精诚。期望本书能成为我们的良师益友，提升我们的专业能力，更好地为患者服务。

教授

中国人民解放军总医院骨科医学部主任

全军军事训练伤防治研究中心主任

国家骨科与运动康复临床医学研究中心主任

中国人民解放军医学科学技术委员会骨科专业委员会主任委员

2020 年夏于北京

英文第六版序

在多年前出版本书第三版的时候，父亲曾委托我编著一章关于影像学引导下注射的内容，随后父亲又出版了两个囊括重要更新技术的版本。在上一版的编撰和出版过程中，父亲已经病入膏肓，为了实现他毕生的梦想和抱负，他抱病坚持完成了编撰和出版工作。执着的信念使他永远不会放弃对于卓越医疗技术和医学教育的追求。

怀着对父亲深深的思念和崇敬之情，我非常荣幸能够承担此书第六版的编撰工作。此书在业内被公认为是注射治疗的经典指南，目前已经以 5 种语言在全世界范围内出版。本著作新版在之前版本主要内容的基础上，修订了新的章节，将更有助于指导临床医生进行注射治疗。

修订重点包括增添了早期炎症性关节炎的诊疗、类固醇注射的循证医学证据等内容，同时也补充了骨与软组织疾病理疗的具体指导意见。该版本经过修订，涵盖了全面的循证医学信息，并补充了如知情同意等有关医疗安全的重要内容。

在此，我要特别感谢风湿病学顾问 Bashaar Boyce 博士、Ravik Mascarenhas 博士，肌肉骨骼放射科医生 Anish Patel 博士，以及理疗师 Alison Smeatham 博士，他们为相关章节做出了重要的贡献。

该书早期版本中的一些关键理念在新版中得以保留，因为父亲当初的原始版本是许多从业人员获得执业启蒙、技术精进及执业信心的基础，被奉为经典。他的精神遗产将在新版中得以继承，通过修订使其更加契合当前医疗技术的发展及医疗实践的指导。

让我父亲 Trevor Silver 医生一直引以为豪的是，他终其职业生涯所总结的骨关节与软组织疾病治疗经验在现代医学不断进步的大背景下，得以不断传承和完善，我希望广大读者们也能因此受益。

David Silver

2018 年 10 月

英文第五版序

随着专科医生对于治疗肌肉骨骼疾病的兴趣越来越浓厚，这本书的受欢迎程度也进一步提高。理疗师、运动医学科专家和足踝专科医生在临床实践中越来越多地将类固醇注射治疗与物理治疗措施结合起来。在该版中我们增添了一些新的内容，旨在为相关执业人员提供更为全面的必要信息。

我非常荣幸能邀请到 David MacLellan 作为本书的参编专家，他作为一位运动医学专家和理疗师，为该版内容的完善做出了重要贡献。

在全世界范围内，全科医生们越来越多地采用皮质类固醇注射疗法，这本书对于他们知识和技能的培训及提高将大有裨益。

本版还包括了肘关节和髂胫束综合征的章节，同时也对股骨大转子疼痛综合征的概念进行了更新。

我们的目标是确保所有的注射治疗执业人员都有一本全面和准确的参考手册，以确保高标准、高质量地完成这些病症的诊疗工作。

当下，人们越来越崇尚健康的生活方式，而体育锻炼和娱乐活动被认为是健康长寿的关键，所以目前因体娱活动而引发的骨关节与软组织疾病也越发常见，越来越多的学科正在致力于这些疾病的治疗。我相信这本书可以成为许多全科医生、理疗师、骨科医生、外科医生、运动医学科医生、足踝外科医生和放射科医生培训和教育的重要工具。

Trevor Silver
2010 年 10 月

英文第四版序

我们应出版商的要求出版该著作的第四版，这也证实了临床实践人员对骨关节与软组织注射治疗兴趣的继续高涨。

不仅是英国，在全世界范围内，广大全科医生和相关专科医生都发现这些实用技能在基层保健机构和大型综合性医院中都是非常实用的。近年来，本著作以多种语言在各国出版，也恰恰证实了这一点。

自上一版出版以来，在肌肉骨骼疾病治疗方面发表的研究、临床试验和文献综述明显增加。因此，循证医学数据库目前是非常全面的，近期仅一次局限性的 Medline 医学数据库搜索就产生了 3 500 多个高度相关的参考文献。

因此，我们一直推崇的"Injecting with confidence"（自信注射），其"自信"不仅仅在于掌握各种注射治疗方式及其预后，"自信"的源泉更重要的是依赖于目前循证医学证据所带来的科学支持，这说明注射治疗的实效正在逐渐被临床主流所接受。

此外，关节黏液补充剂已经越来越多地运用于各种关节疾病的治疗中，我们已经可以预见其延长疼痛缓解时间及提高注射治疗成功率的前景。本版增加了近年来的最新文献，我鼓励广大读者们仔细研读相关文献，以拓宽视野，从而提高治疗此类疾病时的信心。近期实践技能讲习班的成功举办进一步证实了我的想法。

目前对于骨关节与软组织注射治疗，我们在教学培训方面有了更为坚实的基础。越来越多的医生参与到这项技术的培训和实践当中，也有更多的医生常年来一直坚持这项技术的练习和精进，这让我倍感欣慰和荣幸，过去 15 年的努力没有白费。

Trevor Silver
2007 年 2 月

英文第三版序

本书对骨关节与软组织损伤及疾病的类固醇注射治疗方法进行了详尽的阐述和说明。针对注射疗法的循证医学证据仍然较少，且自本书第二版出版以来一直没有明显的进展。尽管如此，学界意见仍然倾向于肯定这种治疗形式存在的价值。而且全科医生、风湿科医生和骨科医生仍然在一定程度上依赖该治疗技术。目前在全世界，有越来越多的全科及专科医生参加相关讲座和实践技能培训班，学习和更新骨关节与软组织注射治疗方面的知识和技能。

本书第三版的出版要特别感谢 David Silver 医生，他是一位放射科专家，尤其在骨骼与肌肉成像领域有较高的造诣，他为本书增添了新的章节。在新的章节中，他阐述了影像学辅助技术在该类疾病诊疗过程中的重要作用，尤其是出现以注射治疗为初始方案而无明显好转的患者，以及一些需要转诊情况的时候。该章节也讨论了注射治疗中影像学，特别是超声、磁共振辅助的必要性，以及影像学引导下介入技术的应用。

我相信，随着越来越多的临床实践者从事注射治疗事业，循证医学证据将会越来越充分。学界对于诊断标准、注射技术和治疗方案达成共识的需求，必将促成更多有意义、大样本量的高质量研究。

我们也需要更多的研究来建立一个定义这些个体性疾病和标准化注射技术的共识，同时也可以发展更多对患者群体有效、可靠的治疗措施。

Trevor Silver

2001 年 9 月

英文第二版序

我在欧洲、亚洲和非洲地区举办了许多实践技能学习班，传授关节与软组织注射技术。前后有超过 5 000 人次的医生参加了这些培训课程。有趣的是，英国国家医疗卫生服务体系的预约制度导致的较低的手术率间接地增加了临床医生学习注射治疗的热情。另外，全球的全科医生对于提高骨关节与软组织注射治疗专业知识及技能的需求也越来越大。我们在第一版的基础上进行了更新和修订，该书的新版囊括了全科医生在日常医疗实践中需要掌握的绝大部分注射技能，并为需要给患者提供这类服务的医生在平时执业实践中容易碰到的问题给予了解答。

Trevor Silver

1998 年 9 月

英文第一版序

在本书中，我们为临床医生们提供了较全面的注射治疗指南，其主要内容涵盖了绝大多数常见的骨关节与软组织疾病，为临床医生在医疗实践中实施注射疗法提供了内容翔实、细节全面、步骤清晰的指导意见，可供临床医生即看即用。由教学导师组织的医学教育研讨会是初学者接触及学习注射治疗的良好平台，我们可以运用各种人体模型作为教学辅助工具，让学员们在模型上反复练习注射技术，从而避免在真实患者中进行技术练习而造成不良影响。常见的人体模型包括肩关节、手腕部、膝关节以及肘关节等，这些模型主要由英国布里斯托 Limbs & Things 公司生产提供，在开发此类模型过程中，我担任了该公司的学术顾问，而在后来的教学实践过程中，我们也发现此类模型对教学效果的提升起到了非常关键的作用。

在各种类型的关节与软组织疾病治疗过程中，医疗实践者会收获极大的执业激励感和成就感。而患者则会受益于及时且有效的治疗，避免在国家卫生医疗服务机构中等待漫长的预约。

本书将加强注射关节与软组织疾病诊疗的实践和教学，从而达到传授"Injecting with confidence"（自信注射）技术的目的。

Trevor Silver

1996 年 1 月

出版背景

"Injecting with confidence"（自信注射）

相对不溶性皮质类固醇药物的问世为临床工作者治疗肌肉骨骼疼痛性疾病提供了一个非常有效的手段，该类疼痛症状常见于软组织和炎症性关节疾病。而皮质类固醇是一种非常有效的抗炎和抗过敏化合物，商品形式通常为无菌安瓿或小瓶包装的可注射药物。

患者到社区全科医生处初诊时，通常主诉诸如肌腱、腱鞘或肌肉－肌腱连接处等软组织疼痛或关节疼痛。导致这类情况的原因主要有肌腱的长时间重复受力、运动损伤、职业性因素或者退变性疾病所导致的局部压痛及活动时诱发疼痛。虽然这些疾病大多数是自限性的，但是在诊断准确以及治疗措施妥善实施的前提下，将类固醇纳入治疗措施中，其疗效是非常明显且确切的，它可使大多数患者的症状得到及时的缓解，实现早期活动并使物理治疗的效果最大化。

医院的专科医生及全科医生都是治疗这些疾病的理想人选，由于这类患者大多是在初级保健机构就诊，这类骨骼肌肉疾病的诊疗被认为是全科医生课程的重要组成部分。

功能（临床）解剖学知识，加之每一项注射技术或技巧的学习、实践和积累，是临床工作者在治疗这类疾病时信心的来源。本书的宗旨在于为临床工作者提供一部知识点全面的指南性图书，并配合图示为读者们详细解读每一项注射技术的要点，从而使每一位临床工作者都有能力实现"Injecting with confidence"（自信注射）。准确的解剖学以及病理诊断非常重要，因为类固醇注射有明确的适应证，妥善及准确地使用该项技能是达到良好疗效的先决条件。毕竟在现实的临床工作中，我们没有试错的余地。例如，在接诊一名主诉肩部疼痛的患者时，有些医生在没有明确诊断之前，就会先采用局部注射类固醇注射治疗，然后安排患者 1~2 周之后复诊，观察症状是否有缓解。其实这种做法是无法接受的；相反的，医生应该首先明确诊断，然后做出准确的治疗措施，尽可能地保证患者能够尽早地缓解症状。

临床工作者可酌情使用止痛药及物理疗法作为注射治疗的补充手段。还可以建议患者在注射后 24~48 小时内（如适用）对其他患病部位进行注射治疗，并在注射后进行适当的活动，之后进行循序渐进的功能锻炼直至全部功能恢复。

目 录

第 1 章
发病率与基本原则

　　在英国，有超过 800 万人患有风湿性疾病。据估计，找全科医生（general practitioner，GP）看诊的所有患者中风湿性疾病和肌肉骨骼疾病约占 1/5。

　　每年，每 170 例就诊的成人患者中就有 1 例主诉为肩痛不适，而主诉腰背疼痛的患者可占 1/30。因此，腰背疼痛在临床实践中比肩痛不适的发病率大约高 5 倍[1]。即便如此，每名全科医生在其每年的临床工作中平均也可以遇到 20~30 例肩痛不适的病例。Billings 和 Mole 的一项前瞻性研究显示：伦敦一家普通诊所中约有 10.6% 的患者被诊断为新发的风湿类疾病[2]。其中，腰骶部疾病占 30%，颈椎疾病占 15%，退行性关节疾病占 26%，软组织非关节风湿病占 20%，而包括运动损伤在内的创伤病例约占 35%。据估计，在英国和荷兰的全科医学诊疗工作中，风湿性疾病的发病率为 (6.6~25) /1 000[3]。英格兰和威尔士年度报道的发病率较低，而荷兰则较高。在统计引起肩痛的病因时，研究者发现盂肱关节不稳以 25 岁以下的人群为主；肩袖肌腱病（肩峰下撞击症）以 25~40 岁的年龄段人群为主；冻结肩（粘连性肩关节囊炎）以 40 岁以上的人群为主，若合并糖尿病，则发病率更高。"肩峰下撞击症"（subacromial impingement）这一术语是指发生炎症或病变的冈上肌腱与肩峰突起下方发生撞击。炎性关节疾病约占上述疾病总数的 5.5%。如果事先已确认关节炎类型的临床诊断，则通常对其进行类固醇注射治疗。

　　因此，显而易见的是，在排除其他复杂病因的情况下，全科医生可以有效地利用局部注射等技术对上述疾病进行诊断以及治疗，确保患者能够得到迅速而有效的医治，及时缓解疼痛、活动障碍等症状。如此，许多患者就可避免花费大量时间在综合性医院等候预约。

　　要明确上述疾病的诊断，通常需要对患者进行必要的体格检查，主要包括检查肌肉和受累关节的主动、被动活动度以及抵抗运动等，并将其与临床解剖结构相结合。如遇诊断困难，X 线片、包括红细胞沉降率在内的血液化验、磁共振成像（magnetic resonance imaging，MRI）和超声检查等有助于鉴别诊断。此外，细致的病史采集也是必不可少的，包括：疼痛的发作特点、外伤史、职业危害史、运动史、劳动史等。全面而细致的评估可使医生在诊治疾病的过程中更为精准、更有信心。

正如所有临床医学实践经验所示，仔细且完整的病史采集是非常必要的。在有些病例中，临床医生常可以根据病史直接做出诊断，甚至不需要体格检查。例如，众所周知，肌腱破裂可能在一定程度上受遗传因素影响，对于患有跟腱或肱二头肌长头腱疾病的患者，通过仔细询问家族史，常可发现其母亲或祖母也有可能存在类似疾病。在对这类患者的肌腱周围组织进行类固醇药物注射操作时，医生自然就会更为慎重。因为激素使用不当反而会对该类患者有害。此外，在当前的医患环境下，切勿直接将激素注入肌腱的实质中，因为肌腱断裂患者（1~2 周前曾注射过类固醇药物）经常会主观地认为肌腱断裂与局部注射治疗有关。事实上，肌腱断裂更应归咎于遗传因素。通过仔细体格检查并将病变与功能解剖结构相对照，有助于做出解剖结构层面上的准确诊断，这对于肩痛的病因诊断尤为重要。熟悉肩关节囊和肩袖的解剖结构，不仅有助于诊断，也有助于判断是否应该对患者进行类固醇注射治疗。上述原则适用于所有可通过全科或专科门诊小手术治疗的疾病，其具体内容将在后续章节中详细介绍。

需要注意，每次实施注射治疗时都应重视无菌技术。虽然类固醇药物能够有效地抑制炎症，但一旦出现感染将会引起灾难性的后果。因此，当可能存在局部脓毒症（例如蜂窝织炎、真菌病或其他葡萄球菌感染）的情况下，应避免注射类固醇药物。如果有任何怀疑存在败血症的证据时，关节腔内注射类固醇药物是绝对禁忌。此外，在存在全身感染的状态下，使用类固醇药物必须谨慎。在过去肺结核盛行时期，当时的临床医生们行事谨慎，因为担心加重病情而避免使用类固醇药物，至今此警钟依然长鸣。实际上，当今世界的某些地区，结核病依然肆虐，我们必须时刻保持警惕。

我们强烈建议在实施门诊小型有创操作（包括关节腔内注射）时佩戴无菌手套。操作前应先无菌洗手，且应遵循"无触碰"（no-touch）的无菌原则。尽可能使用单支注射药瓶或安瓿瓶，以避免将污染物引入注射药液中。

操作过程中，我们应该采用适宜的技术对进针部位和药瓶盖进行消毒，以确保安全的操作条件。如今，大多数医生在临床工作中使用的都是经伽马射线照射消毒的一次性无菌注射器和针头，用后需行安全化处置。此外，注射药液时应当轻柔且缓慢。多数患者对注射怀有本能的恐惧，在操作时会感到紧张焦虑，担心注射会带来疼痛，所以术者在操作时保持镇定尤为重要，如此有助于患者肌肉放松，从而确保进针和注射更加轻松，无须在推注药液时施加过多的力量。实际上，在操作正确的情况下，绝大多数部位注射时药液都应该较容易注入，推注很轻松。但有一个例外必须说明：当对如网球肘（肱骨外上髁炎）、高尔夫球肘（肱骨内上髁炎）等肌肉肌腱移行部的致密纤维组织进行注射时，会有一定阻力，此时需保证针头和注射器之间的稳固。

注射的频率

对于合并多处疾病的患者，多久注射一次？可注射哪些有症状的关节或软组织区域？以上问题尚没有严格的定论。一般而言，我们需要遵循低频低量的原则，即注射次数少，每次药物用量低。因为关节内注射类固醇药物总有一部分的药量不可避免地被全身吸收。

因此，假设注射频率越多，患者越可能出现长期使用类固醇药物的不良反应。当然，我们对这些类固醇药物的不良反应都怀有警惕心。医生需明确患者是否既往因哮喘或类风湿性关节炎等疾病接受过长期的激素治疗，以避免过度用药产生的副作用。

建议在病情需要时，每次注射类固醇药物的间隔须大于 3~4 周，或者对于某个特定部位的注射每年不应超过 3~4 次。我们的观点是，如果经 2~3 次的注射治疗仍未能产生预期的疗效，则应重新考虑患者的诊断是否正确，进行必要的鉴别诊断。当然，如果继续进行类固醇药物治疗，患者发生长期使用类固醇药物相关的不良反应的风险会相应增加。

这就产生了一个疑问，为什么有时一次注射可能无法达到预期的疗效？发生类似情况时，临床医生应重新考虑他们的诊断是否正确，以及注射的位置是否正确。在这些情况下，可考虑行影像学引导下注射。

抗凝药物的注意事项

必须慎重决定是否对正在使用抗凝药物的患者进行局部注射治疗。

当前的临床实践和证据表明，只要国际标准化比率（international normalized ratio，INR）在治疗范围内且不超过 4.5，就无须停止抗凝药物治疗。

停止使用抗凝药物的风险可能超过局部注射治疗，因此每例患者都必须由临床医生具体评估。

服用新型口服抗凝剂（novel oral anticoagulants，NOACs）的患者接受局部注射治疗时可能也不需要停药，应留意厂家说明书上的具体建议[4-6]。

类固醇药物的选择

市面上有许多类固醇制剂可用于关节内和软组织的注射。它们相对不溶，半衰期长，局部药效更持久，且不会大量进入循环系统。应将其注入病变部位、压痛点或关节腔内。对于某些疾病，建议事先将类固醇药物与局麻药物混合使用；而在某些疾病中则不宜混用，这会在下文中具体讨论。有一些剂型为类固醇和局麻药物的预混制剂，虽然操作方便，但存在无法灵活增减剂量配比的缺点。根据症状灵活调整类固醇和局麻药剂量配比在治疗如足底筋膜炎（跟痛症）等反复疼痛、迁延不愈的疾病时非常重要（请参阅后文）。

三种常用的类固醇制剂是：

· 醋酸甲泼尼龙 40 mg/mL（Depo-Medrone®）。
· 己曲安奈德 20 mg/mL（Aristospan®）。
· 曲安奈德 40 mg/mL（Kenalog®）。

上述制剂的药效和作用时间按序递增，而它们的常用剂量则按序递减。实际上，这意味着相对较小剂量的曲安奈德产生作用更加持久。小剂量、作用持久的制剂对临床操作更加有益。例如，对网球肘患者的肌腱骨膜移行处致密组织内进行注射时，患者可能会非常痛苦，因此正确选择适宜的类固醇制剂可在保证注入足量足效药剂的同时，减少注射量，减轻注射时的痛苦。

在某些情况下，需要将类固醇与局麻药物混合，而在其他情况下，则不建议添加局麻药物。这将在随后的章节中进行讨论。醋酸氢化可的松和曲安奈德的产品许可证明上均有阐明可将其与利多卡因或布比卡因预混合。而甲泼尼龙的许可证明上则没有这样的阐述，但是 Depo-Medrone® 的生产商也生产醋酸甲泼尼龙与 10 mg/mL 利多卡因的预混制剂。

类固醇药物的使用禁忌

结核病活动期、眼部疱疹和急性精神疾病是糖皮质激素治疗的绝对禁忌证，不过局部注射糖皮质激素的全身作用极小，必要情况下可以酌情谨慎使用。注意切忌将类固醇药物注射到感染的关节中。如怀疑关节感染，请务必抽出适量的关节积液，并将其送至实验室进行微生物培养，待结果回报后再考虑是否进行注射。同样，糖尿病、高血压、骨质疏松和甲状腺功能亢进也是可能的禁忌证。禁止将类固醇药物注入含有假体的关节中。对注射制剂过敏也是绝对的禁忌证。对妊娠期妇女而言，妊娠的前 16 周应禁用类固醇药物。例如腕管综合征常见于妊娠中期，是否使用类固醇应该要有一个准确的临床判断。但毫无疑问的是，对此类患者必须谨慎行事。同时我们还必须牢记，长时间或反复在承重关节中使用类固醇药物可能会导致进一步的退行性变。对于同一患者而言，最多只能同时对 2~3 个关节进行注射治疗。

另外，在治疗腱鞘炎的过程中，切勿将类固醇药物注射到肌腱实质中，始终要确保将类固醇注射到肌腱和肌鞘间的间隙中。

局麻药物的使用

在某些情况下，可以将局麻药物与类固醇药物混合使用，而在其他情况下则不建议混合。1% 盐酸利多卡因可能是最有效和常用的药物。其麻醉效果非常好，即可起效，持续有效 2~4 小时。例如在治疗复发性足底筋膜炎（患者非常痛苦）的情况下，需要更持久的局部麻醉效果的地方，使用 0.25% 或 0.5% 布比卡因（Marcaine® Plain）效果会更加持久，持续 5~16 小时。

对上述两种局麻药物，不应将其与肾上腺素混合使用。

此外，有证据表明布比卡因对软骨可能有破坏作用，某些国家已经禁止该药物注入关节腔 [7, 8]。

注射后建议

类固醇注射后，须建议患者关节或患肢休息制动 2~3 天。虽然无明确证据支持该建议，但经验表明，休息制动有助于改善症状，也不会加重相关运动系统疾病。建议患者注射后几天内不宜提携重物，避免进行任何易产生痛苦的运动，然后循序渐进地恢复至正常的无痛活动。有时，在肩痛或网球肘注射治疗后可以使用悬吊带固定直至疼痛消失。

参考文献

[1] Department of Health and Social Services (1986) *Morbidity Statistics from General Practice: The Third National Study (1981–1982).* HMSO, London, UK.

[2] Billings RA and Mole KF (1977) Rheumatology in general practice: a survey in world rheumatology year 1977. *J R Coll Gen Pract.* 27: 721–725.

[3] Croft P (1993) Soft tissue rheumatism. In: AJ Silman and MC Hochberg (Eds.) *Epidemiology of the Rheumatic Diseases.* Oxford Medical Publications, Oxford, UK.

[4] Conway R, O'Shea FD, Cunnane G, Doran MF (2013) Safety of joint and soft tissue injections on warfarin anticoagulation. *Clin Rheumatol.* 32 (12): 1811–1814.

[5] Ahmed I, Gertner E (2012) Safety of arthrocentesis and joint injection in patients receiving anticoagulation at therapeutic levels. *Am J Med.* 125 (3): 265–269.

[6] Medical Information Updated 10 October 2013. *Boehringer Ingelheim.*

[7] Webb ST and Ghosh S (2009) Intra-articular bupivacaine: potentially chondrotoxic? *Br J Anaesth.* 102 (4): 439–441.

[8] Chu CR *et al.* (2010) In vivo effects of single intra-articular injection of 0.5% bupivacaine on articular cartilage. *J Bone Joint Surg Am.* 92 (3): 599–608.

拓展阅读

[1] Aly AR *et al.* (2015) Ultrasound-guided shoulder girdle injections are more accurate and more effective than landmark-guided injections: a systematic review and meta-analysis. *Br J Sports Med.* 49

(16): 1042–1049.

[2] Arroll B and Goodyear-Smith F (2005) Corticosteroid injections for painful shoulder:a meta-analysis. *Br J Gen Pract*. 55: 224–228.

[3] Bee WW and Thing J (2017) Ultrasound-guided injections in primary care: evidence, costs, and suggestions for change. *Br J Gen Pract*. 67 (661): 378–379.

[4] Bell AD and Conaway D (2005) Corticosteroid injections for painful shoulders. *Int J Clin Pract*. 59: 1178–1186.

[5] Bloom JE *et al*. (2012) Image-guided versus blind glucocorticoid injection for shoulder pain. *Cochrane Database Syst Rev*. 15 (8): CD009147.

[6] Chard M *et al*. (1988) The long-term outcome of rotator cuff tendinitis: a review study. *Br J Rheumatol*. 27: 385–389.

[7] Cobley TDD *et al*. (2003) Ultrasound-guided steroid injection for osteoarthritis of the trapeziometacarpal joint of the thumb. *Eur J Plast Surg*. 26 (1): 47–49.

[8] Cucurullo S *et al*. (2004) Musculoskeletal injection skills competency: a method for development and assessment. *Am J Phys Med Rehabil*. 83 (6): 479–484.

[9] D'Agostino MA and Schmidt WA (2013) Ultrasound-guided injections in rheumatology: actual knowledge on efficacy and procedures. *Best Pract Res Clin Rheumatol*.27 (2): 283–294.

[10] Daniels EW *et al*. (2018) Existing evidence on ultrasound-guided injections in sports medicine. *Orthop J Sports Med*. 6 (2): 2325967118756576.

[11] Gallacher S *et al*. (2018) A randomized controlled trial of arthroscopic capsular release versus hydrodilatation in the treatment of primary frozen shoulder. *J Shoulder Elbow Surg*. 27 (8): 1401–1406.

[12] Grahame R (2005) Efficacy of 'Hands On' soft tissue injection courses for general practitioners using live patients. *Poster Presentation at Rheumatology Conference*. Personal communication.

[13] Hoeber S *et al*. (2016) Ultrasound-guided hip joint injections are more accurate than landmark-guided injections: a systematic review and meta-analysis. *Br J Sports Med*. 50 (7): 392–396.

[14] Huang Z *et al*. (2015) Effectiveness of ultrasound guidance on intraarticular and periarticular joint injections: systematic review and meta-analysis of randomized trials. *Am J Phys Med Rehabil*. 94 (10): 775–783.

[15] Jones A *et al*. (1993) Importance of placement of intra-articular steroid injections. *BMJ*. 307: 1329–1330.

[16] Kneebone R (2004) *Teaching and learning basic skills using multimedia and models*. PhD Thesis.

[17] Lebrun CM (2016) Ultrasound-guided corticosteroid injections for adhesive capsulitis more effective than placebo. *Evid Based Med*. 21 (2): 71.

[18] Liddell WG *et al*. (2005) Joint and soft tissue injections: a survey of general practitioners. *Rheumatol*. 44: 1043–1046.

[19] Ryans I *et al*. (2005) A randomised controlled trial of intra-articular triamcinolone and/ or physiotherapy in shoulder capsulitis. *Rheumatol*. 44: 529–535.

[20] Sage W *et al*. (2013) The clinical and functional outcomes of ultrasound-guided vs landmark-guided injections for adults with shoulder pathology: a systematic review and meta-analysis. *Rheumatology (Oxford)*. 52 (4): 743–751.

[21] Taylor J *et al*. (2016) Extracorporeal shockwave therapy (ESWT) for refractory Achilles tendinopathy: a prospective audit with 2-year follow up. *Foot (Edinb)*. 26: 23–29.

[22] Thomas E *et al*. (2005) Two pragmatic trials of treatment for shoulder disorders in primary care: generalisability, course and prognostic indicators. *Ann Rheum Dis*. 64: 1056–1061.

[23] Van der Heijden GJ *et al.* (1996) Steroid injection for shoulder disorders: a systematic review of randomised clinical trails. *Br J Gen Pract.* 46: 309–316.

[24] Van der Heijden GJ *et al.* (1997) Physiotherapy for patients with soft tissue shoulder disorders: A systematic review of randomised clinical trials. *BMJ.* 315: 25–30.

[25] Van der Windt DA *et al.* (1995) The efficacy of NSAIDs for shoulder complaints. *J Clin Epidemiol.* 48: 691–704.

[26] Van der Windt DA *et al.* (1997)*Steroid Injection or Physiotherapy for Capsulitis of the Shoulder: a Randomised Clinical Trial in Primary Care.* Privately published.

[27] Winters JC *et al.* (1997) Comparison of physiotherapy, manipulation and steroid injection for treating shoulder complaints in general practice: a randomised single blind study. *BMJ.* 314: 1320–1325.

[28] Wu T *et al.* (2015) Ultrasound-guided versus blind subacromial-subdeltoid bursa injection in adults with shoulder pain: a systematic review and meta-analysis. *Semin Arthritis Rheum.* 45 (3): 374–378.

第 2 章

关节及软组织类固醇注射治疗的临床证据

引　言

目前，在各级医疗机构中，类固醇药物注射在治疗软组织及关节炎症中的运用都比较常见。

该措施有助于各种肌肉骨骼疾病的诊断和治疗，可同时起到物理和药理作用，是患者康复锻炼和疾病恢复过程中重要的辅助手段。

尽管绝大多数的实践经验表明此类治疗是有效的，但其循证医学证据却十分有限。

本章旨在回顾类固醇药物注射用于治疗软组织及关节炎症的医学证据。

上　肢

肩关节

在基层医疗机构中，肩关节疾病较常见，约占成人患者的 1/170。如果按照英国全科医生执业的平均业务量来计算，则每人每年可接诊约 30 名肩关节疾病的患者。相关疾病包括：肩关节不稳（常见于年轻人群）、肩关节撞击症、肩袖肌腱病（常见于 25~50 岁人群）

和冻结肩（常见于中老年人及糖尿病患者）等。炎症性肩关节疾病则较少见。

对患者进行仔细的病史采集和体格检查基本能够明确临床诊断。若诊断存疑，X 线片和血液检查对确诊也会有所帮助。非常重要的是，在注射之前，不需要过分强调明确诊断，注射本身也有明确诊断的作用。因为当将类固醇注射入适当的解剖间隙（如盂肱、肩锁或肩峰下间隙）时，症状会发生明显的变化。

在 2003 年发表的 Cochrane 系统评价中回顾了 26 项临床研究的结果，探讨了类固醇药物注射治疗各种病因所致肩痛的疗效。对于肩袖疾病，已证明肩峰下类固醇药物注射与安慰剂相比有少量获益；然而，根据三项试验的结果，并没有证明肩峰下类固醇药物注射的疗效明显优于非甾体抗炎药（non-steroidal anti-inflammatory drugs，NSAIDs）。对于冻结肩（粘连性肩关节囊炎），两项试验表明，与安慰剂相比早期肩关节内类固醇药物注射有明显的获益。而另一项试验表明，在短期内，肩关节内注射类固醇药物较单纯理疗获益更显著。研究者得出的结论是：尽管类固醇药物注射治疗的疗效可能较小且不能很好地维持，但不能否认该治疗方法具有确切的疗效。对于肩袖疾病而言，应行肩峰下注射；而对于冻结肩，应行肩关节内注射。决定疗效的重要因素包括：进针部位的准确性、术者对解剖部位掌握程度、注射频率，以及皮质类固醇的剂量和类型[1]。

先前在 1996 年[2] 和 1998 年[3] 发表的系统综述分别分析了 16 项和 31 项临床试验的结果（其中 10 项专门针对类固醇药物注射）。作者得出的结论是，支持使用任何干预措施来治疗肩痛的证据很少，并且需要进一步的前瞻性随机试验来证实。

一项专门针对基层医疗机构进行的研究，比较了类固醇药物注射和物理疗法治疗肩部疼痛的疗效，结果显示注射的成功率为 77%，而物理疗法为 46%。但是，该研究的主要局限性之一是缺乏诊断特异性[4]。

肘关节

肘关节疼痛是全科医生和骨科专科医生所面临的常见症状。最常见病变是指屈肌总腱和指伸肌总腱止点处的肌腱病相关性病症，即肱骨内上髁炎（高尔夫球肘）和肱骨外上髁炎（网球肘）。"上髁炎"（epicondylitis）这一术语描述其实并不准确，因为该疾病在病理生理学上的改变是退行性的，而非炎症性改变[5]。尽管如此，当与其他非侵入性治疗手段联合应用时，类固醇药物注射已被证明是一种有效的治疗方法。Hay 等[6] 将肱骨外上髁炎患者随机分为三个治疗组：安慰剂组、口服 NSAIDs 组以及类固醇药物注射组。他们发现类固醇药物注射组在短期内（4 周）获得的症状改善最佳，而且在为期 1 年的随访中，三组患者的预后相似。

高尔夫球肘不如网球肘常见，通常在体力劳动者以及那些需要反复进行屈腕和投掷的运动员群体中较为多见。Stahl 等[7] 的研究显示，与对照组相比，在使用类固醇药物后第 6 周时患者症状改善显著，但在 3 个月或 12 个月时两者无明显差异。

手腕部

手腕部关节以及软组织结构病变较多，很多疾病都可通过注射进行治疗，包括炎症性关节病、骨关节炎、腱鞘炎、腕管综合征和弹响指（扳机指）等。

一项针对 83 例拇指腕掌骨关节炎患者的临床观察研究表明，有 15% 的患者在注射后 6 个月时疼痛症状得到明显缓解，近一半的患者在注射后 3 个月以上时疼痛得到缓解，注射后有效时间中位数为 2.5 个月[8]。

但也有其他研究得到的结果与上述研究相悖：一项纳入 40 例拇指腕掌骨关节炎患者的随机对照试验（randomized controlled trial，RCT）显示：与安慰剂组相比，在进行关节内类固醇药物注射后的第 4、12 和 24 周，患者的关节僵硬、疼痛和视觉模拟评分表（visual analog scale，VAS）评分并无明显改善[9]。

腕管内正中神经卡压（腕管综合征，carpal tunnel syndrome）是最常见的神经卡压综合征，发病率约为总人口的 4%。Cochrane 在 2007 年发表的综述显示：与安慰剂注射相比，局部类固醇药物注射后 1 个月时症状显著改善，而且与口服类固醇相比，临床症状明显改善可长达 3 个月[10]。

临床综述总结了两项涉及 63 例类固醇药物注射治疗弹响指的疗效的临床试验结果。作者得出的结论是，与单独使用局麻药相比，联合使用类固醇药物和局麻药可达到更好的短期效果。一项研究表明，注射后 4 个月内可观察到该效果[11]。

针对桡骨茎突狭窄性腱鞘炎（de Quervain 腱鞘炎）进行的类固醇药物（和局麻药）注射，在注射后第 1 天和第 6 天的疗效明显优于拇指固定型夹板。但是，该研究样本量较小，随访时间短，且仅限于孕妇和哺乳期妇女[12]。

下 肢

髋部

股骨转子滑囊炎（trochanteric bursitis）或大转子疼痛综合征（greater trochanteric pain syndrome，GTPS），是基层全科医生和运动医学专科医生日常工作中的常见疾病，其特征是由运动引起的加剧的髋部外侧疼痛。大多数病例采用保守治疗即可缓解，包括改变生活方式、理疗和减轻体重等，也可联合口服 NSAIDs 和注射类固醇药物治疗。

2011 年的一项系统回顾[13]分析了 9 项研究，这些研究分析了以类固醇药物注射为主的疗效。研究采用 VAS 评估，结果显示：治疗后患者平均得分可降低 2.8。其中，49%~100% 的受试者症状可观察到明显改善，活动基线恢复至正常。而且大多数患者只需单次注射。然而，在某些症状反复的病例则需要多次注射。尽管这项系统回顾得到了令人鼓舞的结果，但因其纳入的研究都比较陈旧，缺乏可靠的功能评分结果，因此需要进行更为可靠的随机临床试验来阐明使用类固醇药物相对于其他治疗方式的优越之处。

髋 / 膝

美国明尼苏达州罗切斯特市梅奥诊所（Mayo Clinic）的一项研究对 1 188 例在社区医院接受膝、肩、髋关节腔注射的患者进行了回顾性研究，使用了经过验证的注射前和注射后疼痛评分和 QOL（quality of life，生活质量）评分，从躯体和精神两个层面进行评分。研究发现，在注射后第 4 周时，所有注射部位的疼痛和躯体 QOL 评分均有统计学上的显著改善。有趣的是，研究中的女性，尤其是 60 岁以上的女性的 QOL 评分显著提高[14]。与许多已发表的研究一样，该研究的局限性在于缺乏中、长期随访数据。

足

足底筋膜炎（plantar fasciitis）是一种常见的疾病，这种病症比较棘手，常让患者痛苦不堪，可导致严重的足跟痛（通常为内侧），而且可随着负重或跑步而加重。此类疾病一般首选保守疗法。通常对于保守治疗一段时间无效后的患者可考虑使用类固醇药物注射治疗。一项对 65 例足底筋膜炎患者随机给予安慰剂或类固醇药物注射的随机对照试验显示，在 6 周和 12 周时，类固醇药物注射疗效优于安慰剂组[15]。另一项系统回顾显示，与单独使用局麻药相比，类固醇药物和局麻药联合注射可能对于改善足跟痛患者注射后 1 个月的疼痛评分更为有效。但须注意，类固醇药物的使用会增加足底筋膜破裂的发生率[16]。

注射药物的选择

皮质类固醇药物的选择很大程度上取决于临床医生的个人喜好。目前几乎没有高质量的临床试验证据指导选择特定的制剂。但了解各种制剂的药物代谢动力学有助于在相应临床情况下做出适宜的选择。

不溶性类固醇制剂的作用时间更长，可在注射局部组织中停留更长时间。但理论上，这确实也会增加发生局部软组织并发症的风险。

通常而言，低溶性制剂更适合于关节内注射；而作用时间更短、溶解度更高的制剂则更适合于软组织内注射，其理论上的优势是降低对于局部软组织的副作用。

注射频率

类风湿性关节炎患者的研究数据表明，在同一关节上进行多次重复注射是安全的[17]。建议两次重复注射之间的间隔至少应为 3 个月[18]。此外，临床医生的判断、潜在疾病进程、既往对注射的反应、是否可以进行其他治疗以及患者本人意愿等，也是决定注射频率的重要因素。

糖尿病患者注射治疗的安全考量

在临床实践工作上，对于潜在的糖尿病患者使用类固醇药物必须经过充分的考虑和评估。目前已有研究显示：单次关节内注射对全身血糖变化几乎没有影响[19]。然而，关节周围或软组织内的注射可导致血糖升高长达 21 天。因此，糖尿病患者在注射治疗前后应严格控制血糖[20, 21]。

影像引导下注射的作用

超声成像在许多关节和软组织病变的诊治过程中是非常重要的辅助手段。它可以帮助临床医生做出更自信的诊断，制订更完善的治疗方案。超声成像还具有准确定位解剖异常区域的优势，也可以实时监测并准确评估炎症严重部位、局部积液及血管增生等情况。而后可在超声引导下将药物精确地注入病灶或其周围组织中。超声成像还可观察病变周围结构，并且有助于明确病因，例如潜在的结构异常或易患的解剖学变异等。

但是超声成像并非没有缺点。它会产生额外的医疗费用，而且检查预约制可延长疾病诊断和治疗上的时间，滥用则可导致过度检查。通常这些疾病在社区医院中就能迅速有效地得到解决。这种治疗上的延误可能会进一步加重患者心理上的压力，增加其缺勤或病休时间，降低生活质量。

系列研究表明，类固醇药物注射的穿刺准确性与改善临床结果密切相关[22, 23]。盲穿注射的准确性存在差异，穿刺成功的患者介于 37%~52%。这也就解释了为什么精准的肩峰下注射并不常见，因为肩峰的解剖位置多变，而且能通过肉眼观察到的只有 29%[22]。

2009 年，有一项纳入了 148 例患者的随机对照临床试验比较了超声引导与触诊引导关节腔穿刺的结果。结果表明：穿刺后 2 周时，与触诊引导穿刺组相比，超声引导穿刺可使绝对疼痛评分降低 58.5%，疼痛降低 75%，还能使积液的检出率提高 200%，抽液量提高 37%[24]。此外，该研究团队还发表了一项较长期的随访数据（6 个月）。在 244 例接受了超声引导或触诊引导的关节内联合注射治疗炎性关节病的患者中，他们发现 2 周和 6 个月时疼痛评分在统计学上显著降低，而且治疗有效率明显提高，治疗无效率明显降低。虽然超声引导注射组的治疗时间增加了 32%，但有趣的是，该研究得出了对超声引导注射组有利的结果：成本分析计算表明，医院门诊每位患者每年成本降低了 8%（7 美元），治疗有效者每年的成本降低了 33%（64 美元）[25]。

尽管有许多研究支持超声引导的皮质类固醇药物注射，但一项 2012 年的系统综述比较了影像引导（超声）、体表标志物引导以及肌内注射治疗肩痛的疗效。综述纳入 5 项试验的数据中，其中有 4 项试验对比了影像引导下肩峰下注射与盲穿注射，而 1 项研究则对比了影像引导下注射与臀部肌内注射。他们发现，总体而言，在注射第 1~2 周内，各组之间的疼痛评分没有显著差异[26]。

尽管一些研究赞成使用超声引导而非关节 / 软组织盲穿，但它们并没有提供具有明显压倒性的明确科学证据。

影像学技术在骨骼和软组织疾病的诊疗中起着重要作用。从诊断的角度来看，它可以使医生对实际诊断更有信心。超声引导技术应当在盲穿注射失败或难以完成的情况下优先采用。

影像引导注射还可以使术者更精确地将药物注射到可见的病变区域。由于超声固有的高空间分辨率，可以轻松地瞄准定位精细结构（例如肩峰下滑囊，未扩张状态下仅只有几毫米大小）。仅仅依靠体表标志物盲穿时，显然达不到这样的精度。

参考文献

[1] Buchbinder R *et al*. (2003) Corticosteroid injections for shoulder pain. *Cochrane Database Syst Rev*. 1: CD004016.

[2] van der Heijden GJ *et al*. (1996) Steroid injection for shoulder disorders: a systematic review of randomised clinical trials. *Br J Gen Pract*. 46 (406): 309–316.

[3] Green S *et al*. (1998) Systematic review of randomised controlled trials of interventions for painful shoulder: selection criteria, outcome assessment, and efficacy. *BMJ*. 316 (7128): 354–360.

[4] van der Windt *et al*. (1998) Effectiveness of corticosteroid injection versus physiotherapy for the treatment of a painful stiff shoulder in primary care: randomised trial. *Br Med J*. 317: 1292–1296.

[5] Kraushaar BS and Nirschl RP (1999) Tendinosis of the elbow (tennis elbow): clinical features and findings of histological, immunohistochemical, and electron microscopy studies. *J Bone Joint Surg Am*. 81 (2): 259–278.

[6] Hay EM *et al*. (1999) Pragmatic randomised controlled trial of local corticosteroid injection and naproxen for treatment of lateral epicondylitis of elbow in primary care. *BMJ*. 319 (7215): 964–968.

[7] Stahl S and Kaufman T (1997) The efficacy of an injection of steroids for medial epicondylitis: a prospective study of sixty elbows. *J Bone Joint Surg Am*. 79 (11): 1648–1652.

[8] Swindells MG *et al*. (2010) The benefit of radiologically-guided steroid injections for trapeziometacarpal osteoarthritis. *Ann R Coll Surg Engl*. 92 (8): 680–684.

[9] Meenagh GK *et al*. (2004) A randomised controlled trial of intra-articular corticosteroid injection of the carpometacarpal joint of the thumb in osteoarthritis. *Ann Rheum Dis*. 63 (10): 1260–1263.

[10] Marshall S *et al*. (2007) Local corticosteroid injection for carpal tunnel syndrome. *Cochrane Database Syst Rev* 2: CD001554.

[11] Peters-Veluthamaningal C *et al*. (2009) Corticosteroid injection for trigger finger in adults. *Cochrane Database Syst Rev*. 1: CD005617.

[12] Peters-Veluthamaningal C *et al*. (2009) Corticosteroid injection for de Quervain's tenosynovitis.

Cochrane Database Syst Rev. 3: CD005616.

[13] Lustenberger D *et al*. (2011) Efficacy of treatment of trochanteric bursitis: a systematic review. *Clin J Sport Med*. 21(5): 447–453.

[14] Bhagra A *et al*. (2013) Efficacy of musculoskeletal injections by primary care providers in the office: a retrospective cohort study. *Int J Gen Med*. 6: 237–243.

[15] Ball EM *et al*. (2013) Steroid injection for inferior heel pain: a randomized controlled trial. *Ann Rheum Dis*. 72: 996–1002.

[16] Landorf KB and Menz HB (2008) Plantar heel pain and fasciitis. *Clin Evid (Online)*. pii: 1111.

[17] Combe B (2007) Early rheumatoid arthritis: strategies for prevention and management. *Best Pract Res Clin Rheumatol*. 21 (1): 27–42.

[18] Raynauld JP *et al*. (2003) Safety and efficacy of long-term intraarticular steroid injections in osteoarthritis of the knee: a randomized, double-blind, placebo-controlled trial. *Arthritis Rheum*. 48 (2): 370–377.

[19] Habib GS and Abu-Ahmad R (2006) Lack of effect of corticosteroid injection at the shoulder joint on blood glucose levels in diabetic patients. *Clin Rheumatol*. 26 (4): 566–568.

[20] Younes M *et al*. (2007) Systemic effects of epidural and intra-articular glucocorticoid injections in diabetic and non-diabetic patients. *Joint Bone Spine* 74 (5): 472–476.

[21] Wang AA and Hutchinson DT (2006) The effect of corticosteroid injection for trigger finger on blood glucose level in diabetic patients. *J Hand Surg Am*. 31 (6): 979–981.

[22] Jones A *et al*. (1993) Importance of placement of intra-articular steroid injections. *BMJ*. 307 (6915): 1329–1330.

[23] Eustace JA *et al*. (1997) Comparison of the accuracy of steroid placement with clinical outcome in patients with shoulder symptoms. *Ann Rheum Dis*. 56 (1): 59–63.

[24] Sibbitt WL *et al*. (2009) Does sonographic needle guidance affect the clinical outcome of intraarticular injections? *J Rheumatol*. 36 (9): 1892–1902.

[25] Sibbitt WL Jr *et al*. (2011) A randomized controlled trial of the cost-effectiveness of ultrasound-guided intraarticular injection of inflammatory arthritis. *J Rheumatol*. 38 (2): 252–263.

[26] Bloom JE *et al*. (2012) Image-guided versus blind glucocorticoid injection for shoulder pain. Cochrane Database Syst Rev. Issue 8. Art. No.: CD009147.

第 3 章

医疗法律问题、并发症以及知情同意

引　言

多年来，由于类固醇药物同时具有显著的临床疗效以及多种不良反应，其临床应用虽引人瞩目，却又备受争议。因此，开具相关处方及其临床使用受到了公众的严格审查。在英美，每年与类固醇药物使用相关的医疗诉讼颇多，而法律界人士从中获利不菲。此外，媒体的关注度也相对较高。本章将着重从医疗行业从业人员的角度强调慎用类固醇药物的重要性。

类固醇类药物是有效的抗炎药，但若使用不当或过度使用可能给患者带来灾难性的后果。所以临床医生在日常执业工作中应当尤为注意。

注射技术

在治疗室中进行细致而有效的操作会给患者留下深刻的印象。最基本的一个要点是严格遵守无菌原则，做好手部卫生，操作前后认真洗手，并佩戴无菌手套。抽药时尽可能使用单剂量小瓶，并保持操作环境干净整洁。操作后对穿刺部位进行消毒并以无菌敷料或创可贴覆盖穿刺点，确保患者得到最佳的护理。

本书结合系列插图详细介绍了各种注射技术，可供广大读者学习参考。

类固醇注射并发症

脂肪营养不良

若不慎将类固醇注入皮下，有发生脂肪营养不良（脂肪萎缩）的风险，易导致皮肤凹陷，若责任医生事先没有做好充分的患者告知工作，很可能会导致其心理或生理上的不适。脂肪萎缩在网球肘和高尔夫球肘的注射治疗中较常见，因为病灶通常比较表浅。强效类固醇制剂更容易引起脂肪萎缩。因此，较为明智的做法是在注射前充分告知患者这种不良反应发生的可能性。我们认为，任何类固醇药物，只要进行皮下注射，就有引起脂肪营养不良的可能。

在影像引导下进行注射可使并发症的发生率降低，最大限度地避免无意的皮下注射。

皮肤色素缺失

对深肤色患者进行皮下注射类固醇后，偶尔会产生局部小块皮肤色素缺失。同理，严谨的做法是在注射前做好知情同意，以避免后续出现患者不满或者医疗纠纷。

不建议在同一部位反复注射。例如，在反复膝关节髌下滑囊注射后，有髌腱断裂的个案报道。操作者须意识到有这种并发症发生的概率。

其他已知易导致断裂的肌腱包括跟腱、肱二头肌长头腱（易自发断裂）和掌屈肌腱。在对上述部位进行类固醇注射治疗时，应保持谨慎。

2005 年发表的一篇关于可注射类固醇制剂临床使用现况的综述（58 篇参考文献）表明：溶解度低的皮质类固醇作用时间最长。研究已证实：关节腔内注射类固醇可安全有效地重复进行（每 3 个月 1 次）长达 2 年，且未发现明显的关节间隙变窄。但是，注射的准确性会影响其结果。注射激素后产生的局部肿痛，面部潮红以及皮肤、脂肪萎缩是最常见的副作用。不过局部注射类固醇的全身并发症比较少见[1]。

高血糖

有证据证实：在糖尿病患者的骨关节内和软组织中注射类固醇可导致血糖升高。血糖升高从注射数小时后开始，可持续数天。然而，尽管血糖的这些小幅上升在统计学上是显著的，但在实践中通常认为其没有明显的临床意义[2, 3]。

感染

即便有无菌技术和影像引导技术，但感染仍然是注射治疗公认的并发症。尽管其引起的感染性关节炎非常罕见，但一旦发生感染则后果不堪设想，因此一定要征得患者知情同意。

文献中报道的感染比率在 1∶3 000 和 1∶50 000 之间。

注射后疼痛

患者在注射时通常都会感到疼痛。当局麻药物作用消失后，疼痛会重现且持续存在，有时可长达 48 小时。因此，明智的做法是在注射前告知每例患者这种可能性，使其做好心理准备。可以建议患者服用适量的镇痛药。例如，只要疼痛存在，可口服 2 片 500 mg 的对乙酰氨基酚片，每 4 小时服用 1 次。

盲穿注射过程中，有时难免会无意中将类固醇注射到肌肉内，引起明显疼痛。就这点而言，采用影像引导注射可减少这种不必要的并发症，减轻疼痛，提高患者的体验和满意度，避免注射治疗的疗效受到影响。

更重要的是，如果疼痛在注射后 48 小时之后仍然加剧，应当怀疑化脓性关节炎这种极为严重的并发症的可能。这种情况必须在知情同意书中明确指出并阐明，警示患者这种罕见并发症发生的可能。如果发生此类情况，应告知患者立即联系医生复诊，寻求进一步的医疗意见，而医生则应重视这种情况，予以重新看诊，完善检查，明确诊断，并及时予以干预。如此可以避免医疗事故的发生，或者重大医疗纠纷和诉讼。

类固醇注射潜在并发症

- 局部或全身的超敏反应。
- 组织萎缩，结节形成或皮肤色素沉着。
- 肌腱断裂。
- 局部或全身性感染。
- 注射后暴发症状（post-injection flare of symptoms）：局部肿胀、疼痛。
- 骨坏死、类固醇相关性关节病变。
- 面部潮红，常见于注射后 24~72 小时后，女性多见。
- 月经不调。
- 糖尿病患者血糖升高。
- 昏厥。

知情同意

在下医嘱的同时也应该做好知情同意工作，这对认可和尊重患者的自主权和选择权非常重要。医护人员应认识到应当让患者在诊治过程中参与决策。在条件允许的情况下，提供治疗之前必须确保已明确以下事宜：①向患者明确治疗方案的具体细节和理由；②告知治疗方案的风险和收益使其可以权衡利弊；③得到患者的同意。

以下是需明确的主要事项：
- 患者依照所得到的正确信息以做出决定。
- 相关信息应以患者容易理解的方式进行表述。
- 患者参与决策过程并表示接受可能的预后。

"谨慎的医生 / 谨慎的患者"

法律系统过去常常采用"谨慎的医生"原则。意思是医生需要权衡"采用某种治疗后发生某种并发症的风险"与"患者无法进行必要治疗的风险"。一般认为，发生率极低的并发症除非引起严重后果，否则不值得过于担心。近年来的转变是"谨慎的患者"模式，该模式反映了广大患者也都想要了解潜在的风险。

默许同意

向患者详细阐述某一项特定操作所存在的潜在风险和裨益是非常重要的。在大多数注射治疗的操作中，所涉及的风险非常低。在进行注射治疗时，须事先征得患者的知情同意。而默许同意的意义在于，在进行操作时，患者的态度和举动将表明其是否满意。

明示同意

作为医务人员，需要正确判断获取患者知情同意的时机，选择恰当的时间与患者讨论某种操作的风险和收益。谈话的详细程度应适当。不同的操作可能涉及不同医务人员对不同过程的阐释。但是无论操作内容如何，操作前先进行知情同意的步骤不能变。患者可以通过口头或书面形式表示明确同意。

注射操作

需要特别注意的是：在开始注射操作前应当获得患者明确的知情同意。在择期操作中，患者应在操作开始之前有足够时间通过口头或书面形式了解信息，以便其有充足时间进行考虑或询问他人（如果他们意愿如此）。理想情况下，患者应在操作前在与医务人员的单独谈话中表达明确的知情同意。

书面同意

英国医学会建议在以下情况下应征得书面同意。
- 注射操作难度高，并且存在较大的风险或副作用。
- 并发症可能对患者的工作、社交或个人生活造成重大影响。

患者必须在没有任何人施加任何压力的情况下，自由地表示同意与否。如果受到胁迫，即便被迫同意，也将视为无效。

如果患者想要获悉医生的意见，则作为其主治医师应根据病史，准确而清晰地给出专业意见。该意见应基于患者的最大利益，并综合权衡利弊后出具。

《2005 心智能力法案》(英格兰和威尔士) 提供了一个法律框架，以便保护那些缺乏必要心智能力、无法独立决定的人群。该法案明确规定，医务人员可以在某些情况下直接做出医疗决断，以及决定如何实施。它还允许人们在可能缺乏相应心智能力的情况下提前做计划。

知情同意书

患者有权获悉病情以及可供选择的治疗方案信息。

医生为每位患者提供的信息量将根据各种因素而变化，例如疾病的性质和操作的复杂性等。

应提供的信息包括以下几个方面：

- 诊断与预后。
- 关于诊断或预后的任何不确定性。
- 用于治疗或控制疾病的选项。
- 所建议的任何治疗方法的目的。
- 潜在的裨益、风险和成功概率。

非常重要的是，除非患者充分知晓所告知的内容，否则他们无法给出有效的同意。因此，向患者提供信息时必须充分考虑患者的价值观、文化、语言、背景、年龄和心智能力。

给予患者的知情同意书应提供明确的信息。理想情况下，应在操作之前将这些信息提供给患者，建议准备患教手册，易于知情同意的顺利实施。

妥善书写并保存注射操作的病史记录也非常重要。

参考文献

[1] Cole B *et al*. (2005) Injectable corticosteroids in modern practice. *J Am Acad Orthop Surg*. 13 (1): 37–46.

[2] Papadopoulos PJ and Edison JD (2009) The clinical picture: soft tissue atrophy after corticosteroid injection. *Cleve Clin J Med*. 76 (6): 373–374.

[3] Kallock E *et al*. (2010) Clinical inquiries. Do intra-articular steroid injections affect glycemic control in patients with diabetes? *J Fam Pract*. 59 (12): 709–710.

拓展阅读

[1] Alexander JW *et al*. (2011) Updated recommendations for control of surgical site infections. *Ann Sur*. 253 (6): 1082–1093.

[2] Brinks A *et al*. (2010) Adverse effects of extra-articular corticosteroid injections: a systematic review. *Musculoskeletal Dis*. 11: 206.

[3] Cawley PJ and Morris IM (1992) A study to compare the efficacy of two methods of skin preparation prior to joint injection. *Brit J Rheumatol.*31 (12): 847–848.

[4] General Medical Council. Consent: Patients and doctors making decisions together. http://www.gmc-uk.org/guidance/ethical_guidance/consent_guidance_index.asp [accessed on 8/10/18].

[5] Hemani ML and Herbert LH (2009) Skin preparation for the prevention of surgical site infection: which agent is best? *Rev Urol.* 11 (4): 190–195.

[6] McGarry J and Daruwalla Z (2011) The efficacy, accuracy and complications of corticosteroid injections of the knee joint. *Knee Surg Sports TraumatolArthrosc.* 19 (10): 1649.

[7] Mental Capacity Act 2005. http://www.legislation.gov.uk/ukpga/2005/9/contents [accessed on 8/10/18].

[8] Unglaub F *et al.* (2005) Necrotizing fasciitis following therapeutic injection in a shoulder joint [in German]. *Orthopade.* 34 (3): 250–252.

第 4 章

炎症性关节炎诊治的挑战

引　言

　　注射治疗常见的适应证是关节炎症。关节炎症可能是炎症性关节炎进展的第一个迹象。尽管这本书的主要目的是使读者能够自信和熟练地掌握肌肉及关节注射技术，但让临床执业人员了解这类疾病的背景知识也至关重要。本章旨在为全科医生、专科医护人员和医疗保健专业人士提供有关炎症性关节炎的诊断和处理指南。

背景知识：炎症性疾病的负担

　　炎症性关节炎包括多种不同的病理类型，其中最常见的是类风湿性关节炎（rheumatoid arthritis，RA），这也是本章的重点内容。持续性炎症性关节炎的其他病种形式包括血清阴性脊椎关节病（强直性脊柱炎，ankylosing spondylitis）、银屑病关节炎（psoriatic arthritis）、肠病性关节炎（enteropathic arthritis）和反应性关节炎（reactive arthritis）。急性炎症性关节炎还包括痛风（gout）和假性痛风（pseudogout），通常表现为间歇发作。

　　RA 是一种慢性自身免疫炎性疾病，以滑膜病变为主。它会导致严重的疼痛、肿胀和关节炎症。RA 以对称分布的手足小关节受累为常见特征。但是，任何有滑膜的关节都会受累。它可导致关节严重破坏甚至肢体残疾。女性易感性大约是男性的 3 倍，好发年龄为 40~50 岁[1]。据估计，英格兰的 RA 发病例数约为 58 万，每年新增确诊病例约为 2.6 万例。

该疾病给社会带来了巨大的经济负担，每年花费英国国家卫生服务体系（National Health Service，NHS）5.8 亿英镑。而英国经济因 RA 导致的缺勤、病休以及残疾所带来的损失更为巨大，据估计高达 18 亿英镑[2]。

全科医生及时发现 RA 并转诊至专科医生处可以减轻患者个人和国家经济的负担。具有划时代意义的 COBRA 临床试验①表明，早期诊断（从出现症状起 3 个月内）和早期治疗对于实现疾病长期缓解很重要。在这个窗口期内进行治疗可带来较理想的预后，并能保持较高的缓解率，预防关节侵蚀[3]。然而不幸的是，由于英国卫生诊疗体系的特殊性，该疾病的确诊颇具挑战，转诊困难，从症状发作到开始治疗的平均时间通常为 9 个月[2]。

诊断的挑战

要做到炎症性关节炎早发现、早治疗存在几个难点。从症状发作到初级医疗机构全科医生诊断通常存在明显的延迟。这可能由多种因素引起，包括患者对症状发作原因的感知、症状的表现、部位和经验，以及医生的主观原因等[4]。

正确识别炎症性关节炎的早期阶段较为困难，因为此阶段滑膜炎的体征通常较隐匿。据统计，患者平均需经过 4 次全科医生的诊治才会被转诊至专科医生处行进一步治疗[2]。关节炎症发作呈渐进性或复发性（复发性风湿病），由于症状间歇发作，诊断经常会有延后。

所以该疾病的另一个关键难点在于无法及时安排患者至专科医生处就诊。许多风湿病科设立了早期关节炎专病门诊，减少了此类延误，其效果获得一定程度的肯定[5]。这些门诊是专门为近期关节炎发作的患者设立的。同时配备专科护士，以便患者在单次就诊时得以迅速诊断、获得相关信息并尽早开始使用改善病情的抗风湿药物（disease-modifying antirheumatic drug，DMARD）。

如何诊断

临床特征

RA 是一种临床诊断。典型的 RA 病史包括关节疼痛、僵硬和肿胀，其发病规律如前文所述。关节僵硬的程度和发作时间很重要；患者通常主诉晨僵（>30 分钟）。细致的体格

---

① COBRA 临床试验（Combinatietherapie Bij Reumatoide Artritis Trial）证明，泼尼松龙、甲氨蝶呤和柳氮磺吡啶（SSZ）的联合疗法在抑制疾病活性和类风湿性关节炎的放射学进展方面优于 SSZ 单药。——译者注

检查对于发现早期滑膜炎的体征至关重要。一般可表现为滑膜关节的压痛、温热和肿胀。还可能伴随关节外体征，例如皮肤结节、眼部受累（如表层巩膜炎）、肺部受累（如肺纤维化）和心脏受累（如心包炎）等。

特殊检查

升高的炎症标志物和类风湿因子（rheumatoid factor，RF）阳性可有助于临床疑似炎症性关节炎的确诊。但是如果指标正常，也要考虑假阴性的可能。吸烟者中 RF 常见轻度升高。作为诊断工作的一部分，除了 RF 外，对患者进行抗环瓜氨酸（anti-citrullinated c-peptide，抗 CCP）抗体检测也很重要。如果这些抗体中的任何一个呈阳性，则表明 RA 的侵袭性较高。

在这些情况下，关节破坏和关节外表现的发生概率更高。在诊断疑似病例时，对患者手足进行 X 线基线检查很有帮助。它们不仅可为将来的病情进展对比提供有价值的基准，而且在此早期阶段若发现关节侵蚀，可以迅速而积极地予以治疗。

处理原则

当确诊为持续性炎症性关节炎时，可短期应用类固醇药物（全身、肌注或关节内）治疗。这通常包括逐量递减 4~8 周的类固醇全身用药。如此可以迅速治疗炎症并达到快速缓解。

为了使疾病维持缓解状态，可使用 DMARD，包括甲氨蝶呤、来氟米特、柳氮磺吡啶和羟氯喹等，但通常需要长达 12 周才能起效。

甲氨蝶呤是最常用的 DMARD，如果无使用禁忌，可作为 RA 的首选药物。所有患者在使用前都需要进行血液检查（特别是检查肾、肝和骨髓功能）以及胸部 X 线片。肺功能检查对并发肺部疾病的患者也有用。低肺弥散量（DLCO）的患者服用甲氨蝶呤后可出现甲氨蝶呤肺炎；这种情况比较罕见，其原因是患者缺乏足够的肺储备代偿，应避免用药。大多数医疗中心采用由专科护士提供 DMARD 用药咨询服务。

有证据表明，DMARD 联合用药在诱导缓解、维持缓解状态和预防关节侵蚀方面优于单一用药[6]。因此，常规应从疾病发作起就以两种或多种 DMARD 联合用药。早期关节炎门诊应当制订明确的随访计划，通常在开始治疗后 6 周由护士主导进行。目的是评估治疗反应和药物耐受性。随后，应由专科医生重新评估疾病是否处于活动期，以判断 DMARD 的疗效并确定进一步治疗方案。疾病活动性评分（disease activity score，DAS）是基于关节疼痛数、肿胀、VAS 得分以及 C 反应蛋白 / 红细胞沉降率的综合评分系统。DAS 28 评分（基于 28 个关节）基本构成了生物药物治疗适应证的标准。根据英国国家卫生与临床优化研究所（National Institute for Health and Care Excellence，

NICE)[①]的标准，如果 RA 患者使用了两种或两种以上 DMARD（除非有禁忌，其中一种是甲氨蝶呤），仍然存在疾病活动的证据（DAS 28 评分 >5.1），可考虑过渡到生物药物治疗。

这些药物为 RA 的治疗带来了革命性的改变，实现了过去无法比拟的高缓解率。有证据表明，许多风湿病学中心所采用的"按目标治疗"计划中的定期随访均支持严格的治疗控制方案[7]。

生物药物具有免疫抑制作用，因此如果患者出现感染症状或体征，应及时停药。只有在感染得到充分治疗的情况下，才能考虑重新使用药物。要注意，接受免疫抑制疗法的患者可能会出现非典型性感染，不可轻易忽视。

炎症性关节炎的注射治疗

疾病发作期的治疗常规需要短期使用皮质类固醇激素。用药途径可为全身用药、肌内注射或关节内注射等形式。若患者的受累关节较少，临床医生可采用关节内注射途径以避免全身性副作用。重要的是，执业人员始终要考虑到发生感染性关节炎的可能，其更好发于病变关节。对任何疑似感染病例应及时行关节抽液取样送检，并尽快转诊至上级医院。

总　结

尽管在炎症性关节炎诊疗方面存在巨大挑战，但我们对疾病的认识和治疗手段已取得了相当大的进步。现代风湿病学临床实践包括采用 DMARD 联合疗法进行积极的早期干预。对于 DMARD 无反应的严重活动性 RA，生物药物可发挥关键作用。相信随着对疾病认识的进一步深化，我们可以实现早诊断、早治疗。通过早期治疗可以获得令人鼓舞的疗效，我们医务工作者应注意把握这个治疗时机。

---

① 英国国家卫生与临床优化研究所（NICE）是一个独立的组织。它负责向 NHS 提供有关公共卫生、治疗和临床实践的国家指南。三个不同的中心发布了 NHS 指南。1. 卓越公共卫生中心（Centre for Public Health Excellence）：卓越公共卫生中心制订了有关促进良好健康和预防疾病的指南。它仅适用于英格兰。2. 卫生技术评估中心（Centre for Health Technology Evaluation）：卫生技术评估中心就 NHS 可以使用哪些治疗方法和程序制订指南。它适用于英格兰和威尔士。3. 临床实践中心（Centre for Clinical Practice）：临床实践中心为英格兰和威尔士的医生管理疾病制订指南（https://www.nice.org.uk）。——译者注

参考文献

[1] West SG (2014) *Rheumatology Secrets*, 3rd edn. Mosby, St. Louis, USA. ISBN 0323037003.

[2] Parliament publication http://www.publications.parliament.uk/pa/cm200910/cmselect/cmpubacc/46/46. pdf [accessed on 27/4/17].

[3] Boers M *et al.* (1997) Randomised comparison of combined step-down prednisolone, methotrexate and sulphasalazine with sulphasalazine alone in early rheumatoid arthritis. *Lancet.* 350: 309–318.

[4] Stack RJ *et al.* (2012) Delays in help seeking at the onset of the symptoms of rheumatoid arthritis: a systematic synthesis of qualitative literature. *Ann Rheum Dis.* 71 (4): 493–497.

[5] Monti S *et al.* (2015) Rheumatoid arthritis treatment: the earlier the better to prevent joint damage. *RMD Open.* 1 (Suppl 1): e000057.

[6] Goekoop-Ruiterman YP *et al.* (2005) Clinical and radiographic outcomes of four different treatment strategies in patients with early rheumatoid arthritis (the BeSt study): a randomized, controlled trial. *Arthritis Rheum.* 52 (11): 3381–3390.

[7] Grigor C *et al.* (2004) Effect of a treatment strategy of tight control for rheumatoid arthritis (the TICORA study): A single-blind randomised controlled trial. *Lancet.* 364 (9430): 263–269.

第 5 章

肩 部

引 言

临床上肩内或肩周疼痛病因很多，重要的是须准确诊断才能明确类固醇注射治疗是否可起效。

一个重要的概念是，与肩袖相关的许多肩痛在病因学上是退化性病变，要理清下列术语代表的病理学概念。

· "肌腱炎"（tendinosis）其实是一种误称，因为这种疾病在组织学上很少有炎症细胞可见[①]。

· 肌腱病（tendinopathy）所描述的是肌腱急性和慢性病变。

· "肌腱炎"是一种非炎性状态，在组织学上可见胶原分解和坏死。

"肌腱炎"由多种因素致病，通常与反复出现的"微创伤"有关，并伴有胶原交联的破坏。如果修复不完全，可能会导致进一步的损伤和肌腱功能减退。

肩痛需考虑的诊断如下：

· 冈上肌肌腱炎（肩胛下肌、冈下肌）。

· 肩袖撕裂。

---

① 更准确地说，应该将"肌腱炎"称为"肌腱退化"。——译者注

- 冻结肩（粘连性肩关节囊炎）。
- 肩峰下滑囊炎。
- 肱二头肌肌腱炎（肱二头肌长头腱）。
- 肩锁关节或盂肱关节的骨关节炎。
- 急性关节病，例如类风湿、银屑病和其他血清阴性的关节病。
- 钙化性肌腱炎。

临床表现和诊断

肩痛最常见于中老年患者，发病率在约 45 岁时可达到高峰，且易发于女性群体。

随着影像学技术的不断进步和普及，临床医生仍不应低估 X 线片检查的价值。由于超声的局限性，对于 60 岁以上肩痛的患者，不应漏诊盂肱关节骨关节炎，建议行 X 线检查。对于表现为与运动无关的急性和经常发作性剧烈疼痛的患者应首先考虑钙化性肌腱炎的诊断。此时，X 线检查可以确诊和评估病情，以供医生选择治疗方案，包括影像学引导下的经皮穿刺病灶抽吸术，以便有效地控制病情，可使一定数量的患者避免手术。

须注意对于 45 岁以下的急性肩痛患者，尤其伴有外伤史者，应考虑肩袖撕裂的可能，该撕裂通常主要累及冈上肌，但也有可能累及肩胛下肌和肱二头肌。对于年轻人群，如果损伤严重，无论有无肩关节脱位病史均应考虑软骨损伤的可能。

对于上述年轻患者，应考虑及时转诊至肩关节外科专科医生处，及时接受手术治疗以期获得较理想的疗效。

在以往，肩痛相关术语定义较宽泛，而超声或 MRI 的普及增加了诊断的准确性，改变了这一状况。

以"肩峰下滑囊炎"为例，该诊断常用于那些出现弧形疼痛的患者。须知除了炎症性关节炎之外，大多数病变始于肌腱，如果滑囊中有积液，则应考虑肌腱撕裂的可能。在肩关节疾病中，冈上肌在盂肱关节和肩峰下滑囊之间起到"液体密封"的作用。如果滑囊中有液体，则有可能是该密封结构被破坏了（如冈上肌撕裂）。

冻结肩会明显影响患者的活动能力。其病因尚不清楚，可能由多种因素致病。临床上多为特发性，无法找到明确的发病原因，有些则与许多易感性疾病相关：

- 糖尿病（10%~20% 有关）。糖尿病患者患有冻结肩的风险可增加 2~4 倍。而胰岛素依赖型糖尿病患者则有高达 36% 的概率发展为单侧冻结肩（双侧 10%），并且糖尿病患者的冻结肩病情通常更为严重。
- 心脏病、高血脂。
- 癫痫。
- 内分泌异常，特别是甲状腺功能减退。
- 创伤。

- 药物。
- 与掌腱膜挛缩症高度相关。

冻结肩常见的临床病程分为 3 个阶段：

- "渐冻"阶段（freezing phase）：疼痛会随着运动而加重，夜间加重。随着疼痛加重，关节活动度逐渐开始受限。此阶段持续 2~9 个月。
- "冻结"阶段（frozen phase）：疼痛开始减轻，但是关节活动度开始出现明显受限，患侧活动范围与健侧相比缩小 50%。此阶段持续 4~12 个月。
- "解冻"阶段（thawing phase）：症状逐渐缓解，大多数患者在接下来的 12~42 个月内肩关节活动度可逐渐恢复。

撞击综合征（impingement syndrome）这一诊断概念在过去几年中较为流行。该综合征的典型表现为当手臂外展时肩膀外侧边缘出现疼痛，通常是由冈上肌肌腱炎引起的。这是因为冈上肌腱退变，功能退化，无法抵抗三角肌的力学作用从而导致力偶平衡被破坏，肱骨头功能减退或向上半脱位，进而导致肩峰下间隙变窄，在肩关节外展时易发生肩袖与肩峰的"摩擦"，或称之为"撞击"。

诊断误区

肩部外侧尖端疼痛

患者主诉肩部外侧尖端疼痛，如果以 C5 皮肤感觉支配区域为主，并且和肌肉、肌腱运动无关，那要考虑可能由其他疾病引起，例如：

- 肺尖支气管肺癌（Pancoast 肿瘤）。
- 颈椎椎间盘病变或神经卡压。
- 心脏病。
- 横膈疾病。
- 食管疾病。

肩痛患者诊治过程中排除 Pancoast 肿瘤非常必要。这种原发于肺尖的支气管癌很可能以肩痛为主要表现。主治医师的早期诊断对于患者预后非常重要。如果出现漏诊或者误诊，那么表现为肩痛的 Pancoast 肿瘤患者则可能被转诊至上级医院风湿病门诊，额外等待多达 3 或 4 个月的预约，拖延了肿瘤患者的病情，将会给患者带来灾难性的后果。因此，如果全科医生能较好地掌握诊治软组织疾病的技能，能够在症状出现时做出正确的判断，可以最大限度地避免上述漏诊误诊情况的发生。

另一个常见的病种是风湿性多肌痛（polymyalgia rheumatica），其发病早期多在全科门诊就诊。医生们应当熟记该疾病的经典临床表现：髋关节、大腿近端、肩关节和上臂的晨僵以及明显疼痛。有时，该疾病初期以单侧肩关节受累为主要表现，对鉴别诊断会造成一定的困难。如果全科医生在疾病早期就能做出诊断，那将是莫大的成就。因此，必须充分掌握所有这些疾病的临床表现，并提高医生的诊断和早期有效治疗技术。其实在该病例中，做一个简单的红细胞沉降率检查即可作为辅助确诊风湿性多肌痛的检查手段。

在糖尿病患者中，冻结肩的发病率更高，如果发现某例冻结肩的患者（尤其是 50 岁以上的女性）对类固醇注射治疗起效较慢，应该充分考虑糖尿病的可能性。

所以以下原则很重要：如果某患者（通常是女性）的冻结肩病情在注射 2~3 次类固醇后未能明显改善，应及时检测其尿糖及血糖水平。

三角肌止点疼痛

任何肩袖疾病的疼痛症状都有一个特定的区域：从三角肌止点到上臂外侧中部。该部位不应予以注射类固醇药物。应当注意遵循下文所介绍的注射技术以用于治疗肩部疾病。

功能解剖

充分了解肩部的功能或临床解剖结构除了能提高诊断精确度，还能使操作者注射技术精准，提高执业信心。过去由于缺乏相关知识，医生们缺乏信心，无法做到准确定位注射位点。对于肩袖损伤而言，注射技术的要点在于确保针头能准确进入肩峰下间隙。不建议尝试将针尖穿入盂肱关节腔内，因为在实际操作中，在缺乏影像学引导技术辅助的条件下，盲穿此处非常困难。

盂肱关节由肱骨头与肩胛骨关节盂相连组成。这一表浅关节的间隙长度不超过 3.8 cm。关节由松散的囊状纤维组织包裹固定，肩袖的三组肌腱从前方（肩袖下肌）、后方（冈下肌与小圆肌）和上方（冈上肌）加强固定肱骨头，并与关节囊融合，大大增强了关节的稳定性。肱二头肌长头腱起始于关节囊内的上关节盂结节上，周围由滑膜腱鞘包绕，位于关节囊上方。关节囊外的长头腱走行于肱骨头前外侧面的肱二头肌沟（结节间沟），在上臂前方与肱二头肌短头会合入肌肉中。

肩胛下肌位于前方，起到内旋肩关节的作用；冈下肌（位于后方）和小圆肌一起起到外旋肩关节的作用；而冈上肌（位于上方）起到外展上臂至 90° 的作用（"疼痛弧"）。

由于这些肌腱与肩关节囊融合在一起，因此只需将药液注入关节囊所包围间隙内（解剖学上即是肩峰下间隙）即可，如此可使损伤的软组织浸润于类固醇和利多卡因药液中，以有效缓解疼痛。

类固醇药物有效控制组织退行性变的机制仍是未解之谜。

与主流观点不同的是，我们认为没有必要将药液直接注入盂肱关节间隙中。

肩锁关节

肩锁关节属于小平面关节，或称之为骨性结合，是由锁骨的外侧肩峰端与肩胛骨的肩峰关节面组成微动关节。肩锁韧带增强了关节囊韧带，而且肩锁关节的间隙很小，只能容纳 0.2~0.5 mL 的注射液。肩锁关节疼痛易被误诊或漏诊，细致的体格检查可以有效避免漏诊、误诊的发生。

须注意，肱二头肌长头腱鞘炎（肌腱腱鞘的炎症）和肩锁关节骨关节炎是肩痛的两种常见病因，但它们的注射治疗方法不尽相同，下文会进行详细的阐述。若未能准确诊断此类疾病，采用治疗方法不妥当的话，会出现注射无效的情况。

肩关节体格检查

通过了解肩部的功能解剖结构，可以对肩关节进行简单的常规查体，以便较准确地定位疼痛来源。

首先，应评估颈椎的正常运动范围，并确定从颈部到肩膀有无放射性疼痛。在患者取站立位的情况下，进行颈椎活动度检查：

- 前屈——嘱患者将头部尽可能向前弯曲。
- 后伸——头部尽可能向后仰。
- 左右旋转头部——完全向右旋转，然后向左旋转，然后（主观地）测量活动度有无下降。
- 侧弯——头部分别向左、右侧弯。

注意观察患者完成上述动作过程中有无任何障碍或限制，以及是否会诱发患处疼痛。

嘱患者脱去上衣，注意两侧肩部都要检查，查体时注意有无任何关节肿胀、积液、关节炎征象以及肩峰下撞击等。寻找局部压痛点。压痛点位于结节间沟提示肱二头肌长头腱炎。肩部外侧尖端压痛提示冈上肌病变的可能。

接下来，检查肩关节主动活动度。在患者直立位的情况下，嘱其执行以下动作：

- 手掌朝上，双臂外展至 90°。该动作主要由冈上肌驱动完成（"疼痛弧"概念是由 James Cyriax 首次描述提出，即主动外展时诱发肩部疼痛）。活动受限提示冈上肌腱变性。
- 接下来，将双手放在后脑勺（枕部）。这种外旋动作由冈下肌完成。活动受限提示冈下肌肌腱变性。
- 然后，保持拇指向上，用双手触摸后背，尽可能往上摸。这种内旋动作由肩胛下肌完成。活动受限则提示肩胛下肌肌腱变性。

注意做任何这些肩袖运动时，患者有无出现疼痛或活动受限。如果做所有这些动作时都有疼痛或受限，则提示诊断可能为冻结肩。

注意在测试任何特定抗阻运动时若引起疼痛，则提示相应肌腱受累可能。

查体者将一只手置于患者肩关节上，另一只手被动活动患者肩关节，若查体者在患者关节上扪及捻发感，则提示关节囊周围炎症（冻结肩）。这种情况如果合并外展受限，则提示肩袖间隙受累可能。

之前怀疑的任何病变都可以通过检查抗阻运动来证实。只有在测试肌腱抗阻运动时出现疼痛和活动受限时，才能确认肌腱病变（重复性劳损）的诊断。

在诊断软组织病变时，请务必记住检查以下内容：

- 主动活动。
- 抗阻活动。
- 被动活动。

诱发疼痛的意义

抗阻外展疼痛

患者将双臂外展 90° 的同时，检查者对该动作施加反向阻力（图 5.1）。如果此时引起疼痛，则诊断可能为冈上肌腱退变或撕裂。在这种情况下，对肩部进行 X 线检查可能会发现冈上肌腱的钙化灶。这种病症并不是类固醇药物注射的禁忌证，相反地，对其进行注射治疗是非常有效的。

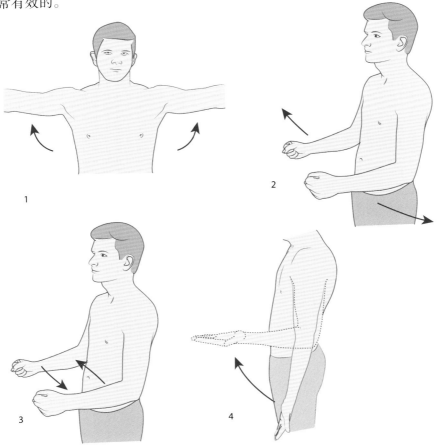

图 5.1　诱发疼痛的意义：1. 抗阻外展；2. 抗阻外旋；3. 抗阻内旋；4. 抗阻旋后和屈曲前臂

如果在 90°（水平）~180°（垂直）范围内外展手臂时感到疼痛，则提示肩锁关节骨关节炎（详请参阅前文肩关节体格检查）。

抗阻外旋疼痛

检查者将患者双侧肘部屈曲 90°，前臂保持水平，肘部紧贴肋部，嘱患者外旋前臂的时候，检查者施加反向阻力。如果这时出现疼痛则提示冈下肌腱病变，单纯冈下肌腱病变或撕裂非常罕见，多数情况下伴有冈上肌腱明显撕裂。

抗阻内旋疼痛

检查姿势同抗阻外旋，嘱患者内旋前臂的同时，检查者施加反向阻力。如果这时出现疼痛则提示肩胛下肌腱病变。

抗阻旋后和屈曲前臂疼痛

患者屈曲前臂时施加反向阻力，或将肘部弯曲成 90°，旋后腕部时施加反向阻力。此时如果出现肩部外侧疼痛则提示肱二头肌腱病变。另一种试验方法是在肘关节伸直时做肩关节抗阻前屈运动，如果出现肩部外侧疼痛则提示肱二头肌腱病变。

注射技术

前方入路（图 5.2）

患者取坐位，手臂放松放在躯干侧面并保持外旋位。操作目的是将药液注入肩关节囊内间隙。

使用 2 mL 注射器，配备 2.5 cm 针头（蓝色针座），抽取 1 mL 类固醇和 1 mL 1% 利多卡因混合药剂。在肩峰突起处下方稍外侧方向水平进针。移至肩胛喙突突起处外侧，并立即转向肱骨头内侧。所有这些骨性标志物都较易通过触诊确定。触及肱骨头非常简单，即屈曲患者肘部，反复向内、向外旋转肱骨，即可很容易地在前方触及转动的肱骨头。此时注意始终保持针头在肱骨头的内侧，针头即可维持在肩关节囊中的位置。当感觉注射没有明显阻力时将药液注入。应牢记，应该将类固醇注射到肩峰下滑囊中，而不是注射到相对较小的盂肱关节间隙中。

注射后，嘱患者反复进行主动的肩关节运动以使注入的药物能在局部充分混匀以及浸润。此时，由于局麻药与类固醇药物的双重作用，上述运动一般不会产生明显痛苦。

外侧（肩峰下）入路（图 5.3）

患者取坐位，手臂放松放在身体两侧并保持中立位。触诊肩膀最外侧的位置，并在肩

肱骨头　　　　　　　　肩峰突　　　　　　　　　　　　　　喙突

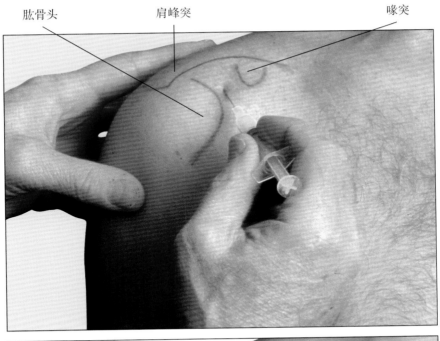

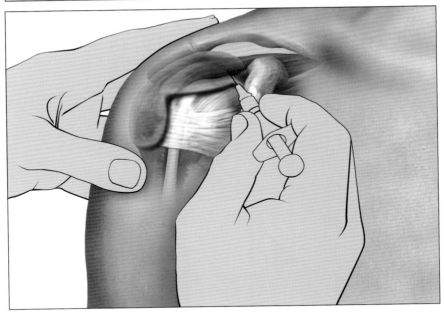

图 5.2　前方入路

峰突以下约 1.3 cm 处用指甲做记号。使用 2 mL 注射器和 3.8 cm 针头，注射器内混有 1 mL 类固醇和 1 mL 1% 利多卡因混合溶液。如果上臂的皮下脂肪比较厚，建议使用大号针头。从肩峰下方沿冈上窝线水平稍向后水平进针。进针约 2.5 cm 后注入溶液。

　　肩峰下滑囊炎时经常会有局部积液，在触诊肩峰时会感到周围的波动感。可以在注射

肩峰突

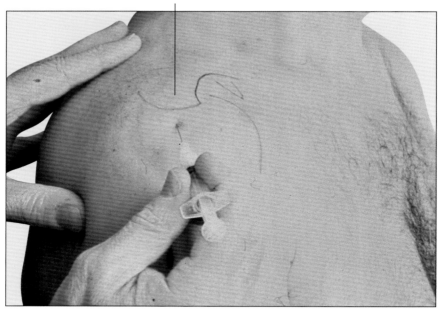

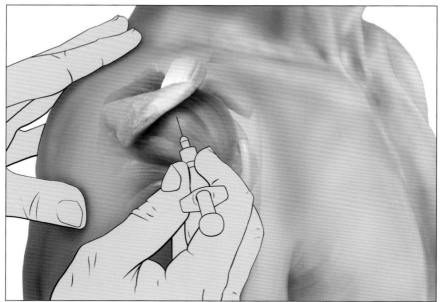

图 5.3　外侧（肩峰下）入路

类固醇和局麻药之前将其吸出。肩峰下滑囊炎常见于痛风、外伤后的 Reiter 综合征或类风湿性关节炎等病症。有时可由羟基磷灰石晶体（99% 的钙会形成骨骼的羟基磷灰石晶体——骨骼的矿物质）引起[1]。除了积液存在以外，可通过要求患者将患侧的手臂斜放在胸前来诊断。轻拍肘部可产生肩峰的传导性疼痛。

肩关节注射的方法可依据操作者的个人习惯而变通，因为对于肩袖疾病和冻结肩而言，无论从侧面、前方或后方注射，其治疗效果都是相似的。

后方入路（图 5.4）

采用 2 mL 注射器，抽取 1 mL 类固醇和 1 mL 1% 利多卡因混合溶液。背部皮下脂肪

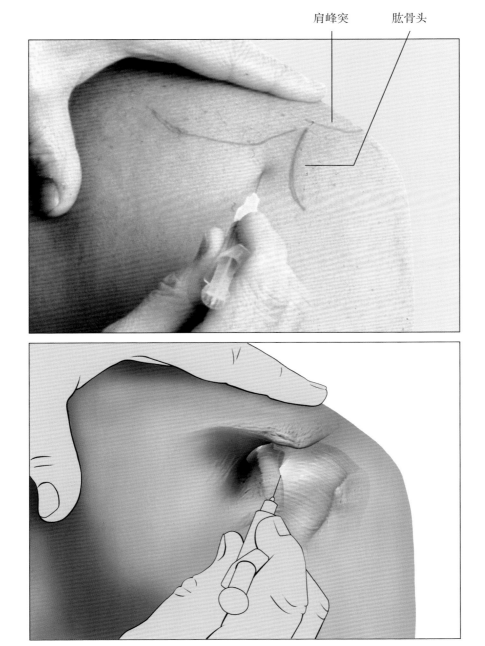

肩峰突　　　肱骨头

图 5.4　后方入路

一般较厚，尤其是肥胖患者，因此可视情况采用较长的 3.8 cm 针头。患者背对操作者，取坐位。用拇指指尖触及肩峰后部尖端。将同一只手的示指放在喙突上。示指和拇指之间的假想连线可标记进针的轨迹。

从拇指尖下方约 2.5 cm 处（即在肩峰尖端下方和肱骨头内侧的位置）向示指标记的喙突处进针，进针约 2.5 cm 后注药。因为针尖将在肩关节囊中，所以注射不会受到阻力。

这种方法适用于所有肩袖损伤和冻结肩。

肱二头肌肌腱炎

患者主诉肩膀尖端疼痛。为了鉴别这种疼痛与肩袖肌腱变性引起的疼痛，对肩关节进行查体可以发现：

- 可触及结节间沟部位的压痛。
- 抗阻腕关节旋后运动时引发的肩膀尖端疼痛（Yergason 试验）。

前臂抗阻屈曲引起结节间沟上明显疼痛。可在肱骨头前外侧触及结节间沟（肱二头肌沟）。当患者内外旋肩关节时，更容易识别此解剖结构。

必须强调的是，此病为肱二头肌长头腱长期劳损所致，实际上是腱鞘炎。针对该病的注射目的是将 1 mL 的类固醇溶液与 1 mL 的 1% 利多卡因混合溶液直接注射到肱二头肌腱和腱鞘之间的间隙中。必须注意不要将其注入肱二头肌腱内，否则可能会导致肱二头肌腱断裂。

如果注射正确，患者症状会旋即缓解，压痛和抗阻旋后引发的疼痛将明显减轻。

对于任何形式的肌腱病，应了解：

- 只有在抗阻运动时疼痛才可诊断。
- 与运动无关的疼痛意味着可能存在其他病变。

注射技术（图 5.5）

- 使用 2 cm 注射器，配 1.6 cm 的针头。将 1 mL 的类固醇溶液与 1 mL 的 1% 利多卡因混合。
- 患者的患侧手臂放松，放在身体侧面，取外旋位。可用拇指指甲直接在结节间沟最疼痛的位置上做记号，该处很容易触及，可作为进针点。
- 在皮肤标记处下方进针，并将针头朝上沿着结节间沟方向进针。当针尖进入肌腱实质内时，注药阻力会明显增加。此时对活塞芯杆施加轻柔的压力，同时缓慢地回抽针头直到阻力消失。此时，针头位于腱鞘中，遂可将 2 mL 药液注入。

成功诊治这种相对常见的肩痛会让执业人员充满成就感。以往，一些反对使用类固醇注射剂的学者认为，许多肩痛患者注射后症状并没有明显的改善。事实上，不少临床医生

结节间沟

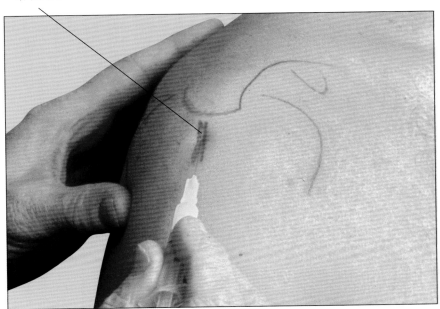

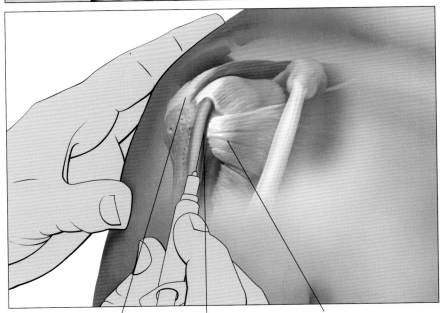

肱骨头大结节　　在腱鞘内的　　　　肱骨头小结节
　　　　　　　　肱二头肌长头腱

图 5.5　肱二头肌肌腱炎

常常不经仔细查体就做出肱二头肌肌腱炎的诊断，并模糊地把各种肩痛归咎于肩袖损伤这个宽泛的诊断概念中。因此，医务工作者在肩关节疾病的诊疗工作中应做好更完善的鉴别诊断，明确肩痛的具体病因，这样才能在注射治疗中获得更高的成功率。

肩锁关节炎

肩锁关节骨关节炎是 50 岁以上患者肩部疼痛的常见病因。患者常主诉为肩关节上方疼痛，可经体格检查确诊。

- 关节间隙可触及骨赘，表明存在骨关节炎。
- 将手臂从水平位置外展至垂直位置可触发肩锁关节部位的疼痛。
- 前臂屈曲 90°，于胸前、下颌下方处被动内收手臂，同时牵拉肩带，可诱发肩锁关节疼痛。
- 将手臂置于后背处，行被动内收，会在内收极限时诱发疼痛。

在局部行诊断性局麻药注射可缓解疼痛。虽然对肩锁关节注射皮质类固醇药物并不会改变骨关节炎的自然进展，但对于症状的长期缓解有一定价值[2]。

注射技术（图 5.6）

肩锁关节的关节间隙很小，只能容纳 0.2~0.5 mL 的注射液。宜使用 2 mL、针长为 1.6 cm 的注射器。不必混合局麻药。注射曲安奈德不宜超过 0.5 mL。注射前，仔细触诊关节间隙，并在此间隙的上方或者前方垂直于锁骨及肩峰连线方向进针，以确保仅针尖进入关节间隙。尽管有时由于骨赘的存在而较难进入关节间隙，但操作过程中同样容易进针过深并进入上方的肩关节囊。

2005 年发表的研究（荟萃分析，纳入共 26 篇文献）显示：肩峰下注射皮质类固醇激素治疗肩袖肌腱炎和肩周炎在改善症状方面有效，其效果可维持约 9 个月，比 NSAIDs 更有效，且高剂量组的皮质类固醇激素优于低剂量组[3]。2005 年的一项随机试验研究显示，接受了皮质类固醇激素注射治疗的患者的肩部失能问卷评分（shoulder disability questionnaire score）有所提高，被动外旋功能在理疗后 6 周内得到改善[4]。一项在基层医疗机构进行的对新发肩痛患者进行肩关节局部皮质类固醇激素注射与物理疗法的对比费用及疗效分析得出结论，两个治疗组的临床结果相似，并且皮质类固醇注射组的性价比更高[5]。一项 2006 年的研究报告提示，在基层医疗机构中就肩部问题进行咨询的人群患病率大大低于基于社区的估计数量。大多数转诊发生在初次发病的 3 个月内，但只有少数转诊给专科医生。这一结果提示：在英国牛津地区，全科医生可能缺乏对肩部疾病进行准确诊疗的信心[6]。

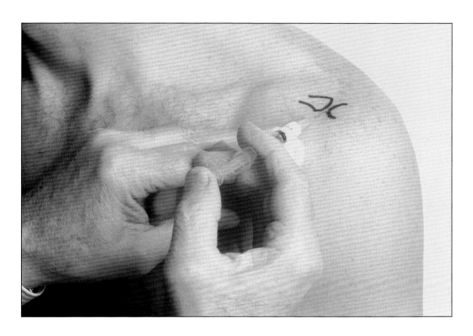

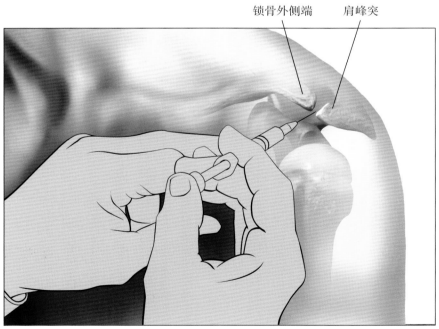

锁骨外侧端　肩峰突

图 5.6　肩锁关节骨关节炎

肩关节物理治疗

概要

肩关节良好的功能及其无痛活动取决于肩胸关节、肩锁关节、胸锁关节、盂肱关节以及脊柱关节之间的复杂运动。物理疗法的一个重要目标是识别和纠正此系列动力学动作链中容易引起肩痛的问题。

其中，不良的体态是一个常见的潜在问题。较典型的情形是：患者使用电脑时脊柱下陷以及肩关节牵拉。此时在肩部放松并略微后收的情况下保持良好的脊柱对线，可减少对脊柱和肩关节的压力。在正常的日常活动中也应保持这种良好的姿态。作为物理治疗的医务人员应为患者提供详细的人体工程学和生活方式相关的建议，这是物理治疗计划的重要组成部分。

本章主要介绍与注射治疗相关的特定建议和康复意见。

肩关节撞击症

在没有急性肩袖撕裂的情况下，物理疗法和注射治疗仍是肩峰下撞击综合征的一线治疗措施。皮质类固醇注射后的疼痛缓解为后续康复提供了时间窗。相关物理治疗方法包括：通过主动练习和松解技术进行肩袖力量训练和软组织灵活性训练，通过支具支持、康复咨询及功能锻炼来纠正姿势问题，以改善患者在正常日常活动中的肩胸关节控制能力。

冻结肩和肩关节囊炎

物理疗法对持续性疼痛或夜间疼痛作用较有限。在这种情况下，注射治疗可以迅速缓解中、短期疼痛[7]。此时可以做"钟摆运动"为主的康复运动，此动作依靠手臂的重量可在无痛的活动范围内反复摆动以活动肩关节。急性期时，患者夜间常常难以找到舒适的姿势入睡，此时予以镇痛药物有助于有效控制夜间疼痛。

如果患者处于冻结肩的"解冻阶段"，症状以僵硬为主，而疼痛逐渐减轻，此时行手法松解和拉伸关节囊有助于恢复关节活动度[8]。患者通常需要坚持不懈地进行几个月的常规拉伸训练，或者行肩膀抬高和旋转运动，以恢复完全的运动功能。

肩锁关节炎

被动关节松解有助于恢复肩锁关节和胸锁关节的活动度。建议患者保持良好的肩部姿势，避免反复进行水平方向肩内收，可以减少肩锁关节的压力，从而减轻疼痛。

参考文献

[1] Akgun K *et al.* (2004) Is local subacromial corticosteroid injection beneficial in subacromial impingement syndrome? *Clin Rheumatol.* 23 (6): 496–500.

[2] Buttaci CJ *et al.* (2004) Osteoarthritis of the acromioclavicular joint: a review of anatomy, biomechanics, diagnosis and treatment. Review [24 references]. *Am J Phys Med Rehabil.* 83 (10): 791–797.

[3] Arroll B and Goodyear-Smith F (2005) Corticosteroid injections for painful shoulder: a meta-analysis. *Br J Gen Pract.* 55: 224–228.

[4] Ryans I *et al.* (2005) A randomised controlled trial of intra-articular triamcinolone and/or physiotherapy in shoulder capsulitis. *Rheumatol.* 44: 529–535.

[5] James M *et al.* (2005) A cost analysis of local corticosteroid injection and physiotherapy for the treatment of new episodes of unilateral shoulder pain in primary care. *Rheumatol.* 44 (11): 1447–1451.

[6] Linsell L *et al.* (2006) Prevalence and incidence of adults consulting for shoulder conditions in UK primary care: patterns of referral and diagnosis. *Rheumatol.* 45 (2): 215–221.

[7] Uppal HS *et al.* (2015). Frozen shoulder: a systematic review of therapeutic options. *World J Orthop.* 6 (2): 263–268.

[8] Bunker TD and Anthony PP (1995) The pathology of frozen shoulder. A Dupuytren-like disease. *J Bone Joint Surg Br.* 77: 677–683.

第 6 章

手腕部

发病率

  腕关节、手掌部以及手指的软组织病变较为常见。主要包括类风湿性关节炎（rheumatoid arthritis，RA）和其他关节病变。其中骨关节炎的发病率是 RA 的 4 倍。原发性骨关节炎具有家族常染色体显性遗传特征。末端指间关节最常受累，产生 Heberden 结节[①]，拇指腕掌关节也可受累。而其他关节的骨关节炎的遗传因素并没有那么明显。继发性关节炎可继发于体育活动和创伤反复发作的创伤性滑膜炎。

---

① Heberden 结节是指手指的远端指间关节病，临床常见，主要病变是指间关节的软骨变性和骨质肥大增生。多见于中老年女性，女性患者 10 倍于男性，且多见姊妹或母女同时发病。病变可累及一个或数个手指，隐袭发病而常无症状，有时发病较急，关节肿大，轻度压痛，关节运动时感疼痛。有时指尖麻木、刺痛、笨拙感，但数月后症状可完全消退。晚期病例可见关节略呈屈曲或向外侧移位。X 线指骨关节拍片显示有指骨骨端肥大，关节变形，关节面不规整，关节两侧增生骨赘，或在手指末节的肌腱附着处形成骨赘。多见于骨性关节炎（osteoarthritis，OA）。与之类似的出现于近端指间关节的骨性结节称为 Bouchard 结节。——译者注

类固醇药物注射治疗的常见疾病

- 骨关节炎：好发于第一腕掌关节（拇指）。
- 类风湿性关节炎：指间或腕掌关节症状急剧加重。
- 腕管综合征（carpal tunnel syndrome）：这是由于腕部的正中神经受压（神经卡压）所致。此病可能与一些引起体重增加的疾病有关，例如肥胖、黏液性水肿、肢端肥大症、妊娠、RA、胶原疾病以及骨关节炎等，或者既往腕关节骨创伤。腕管综合征在女性，尤其是服用口服避孕药的女性中更为常见。
- 桡骨茎突狭窄性腱鞘炎（de Quervain 腱鞘炎）：拇短伸肌腱和拇长展肌腱在职业损害或反复劳损后尤其容易发生炎症病变。
- 弹响指（扳机指，trigger finger）：部分是特发性的，但更常见于 RA（可能是早期或晚期表现）。它会累及所有掌侧屈肌腱腱鞘，包括拇指。

第一腕掌关节

第一腕掌关节是少数几个易发生骨关节炎的关节之一，其对类固醇注射治疗反应良好（另一个对类固醇注射反应较好的是肩锁关节）。拇指腕掌关节骨关节炎通常称为"洗衣女工拇指"（washerwomen's thumb），可见该疾病多见于经常从事家务工作和重复性劳动的女性患者。

临床表现和诊断

患者通常主诉第一腕掌关节周围疼痛，查体可发现伸拇动作时被动后伸位诱发疼痛。影像学检查通常可发现关节周围骨赘形成。骨赘的存在可增加小关节间隙穿刺注射的难度。

功能解剖

拇指腕掌关节由第一掌骨与大多角骨相关节。拇伸和外展会导致疼痛，并且在"解剖学鼻烟窝"（anatomical snuffbox）的关节线处有深压痛感，当患者做对掌运动时触诊会更加方便。关节间隙虽小，但可以容纳约 0.5 mL 的类固醇注射溶液。

注射技术（图 6.1）

嘱患者做拇指对掌运动，并用示指和中指将其固定。从背侧触及关节线，然后从侧面注射，注意避开外展肌腱，它是鼻烟窝边界的标志物。可采用 1.6 cm 的小针头，最多注射

大多角骨　第一掌骨基底部

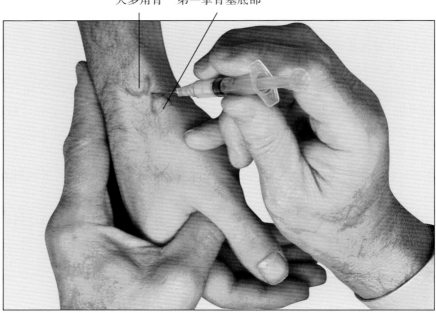

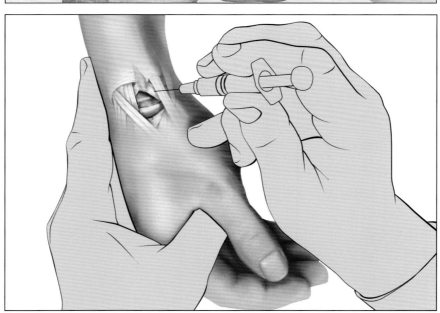

图 6.1　第一腕掌关节

0.5 mL 曲安奈德。一般情况下不需要添加利多卡因。不过也有些医生喜好使用等量的 1% 利多卡因，这可根据医生的个人经验和患者具体情况而定。

掌指关节和指间关节

对于急性加重且累及手部小关节的 RA，可直接将类固醇药物（如曲安奈德）注射到关节间隙或周围发生炎症的滑膜及关节囊中，临床疗效可观。

功能解剖

这些关节结构简单，触诊掌指关节时需注意掌指关节是髁状关节，关节间隙在指节的远端，周围有一根掌侧韧带和两根侧副韧带。指间关节是简单的铰链关节，每个关节周围都有一条掌侧韧带和两条侧副韧带。注射时，要注意避开关节两侧的神经血管束。

注射技术

在注射之前需常规在手指上稍予以牵引，拉开关节间隙。牵引后触诊关节线，从前外侧向关节间隙注入 0.25~0.5 mL 曲安奈德。由于关节间隙很小，除非在触诊时发现关节压痛很明显，一般无须将类固醇与利多卡因混合使用。注意一次最多可注射 2~3 个关节，通常疗效可维持长达 6 个月 [1]。

腕管综合征

临床表现和诊断

腕管综合征可能是最常见的神经卡压性疾病，而且女性比男性发病率更高。该疾病的致病机制是正中神经在屈肌支持带后方进入掌心时受压。典型的腕管综合征主要表现为从腕部放射到手臂的疼痛，以及手掌正中神经支配区域（即拇指、示指、中指和环指外半侧）的感觉麻木。症状多在夜间阵发，早餐起床和活动上肢后可一定程度缓解。如果治疗不及时，病情可能会逐渐恶化，最终导致手部肌肉，尤其是鱼际肌萎缩。

腕管综合征的感觉麻木通常从中指开始，其症状最为严重。有时患者会主诉整个手部和所有手指麻木，这会给临床医生的诊断带来一定困难。出现上述症状的原因可能是尺神经和正中神经同时受到卡压。众所周知，尺神经和正中神经之间可能存在解剖学上的连接。因此，如果患者病史是上述的典型情况，那么即使患者主诉为所有手指出现麻木感觉异常，医生仍然可以对腕管综合征的诊断怀有信心。

如前所述，在腕管综合征的诊疗过程中，重要的是须充分认识到疾病诱因及其伴随疾病并予以妥善处理，以确保疾病持久的恢复。

- Tinel 试验

Tinel 试验是一种可靠的诊断手法。用叩诊锤轻轻叩击屈肌支持带，特别是在掌长肌腱与桡侧腕屈肌腱之间。如果患者正中神经支配区域有刺痛感，则表示 Tinel 试验阳性。

- 腕掌屈 (Phelan) 试验

这是另一种较有效的确诊试验。试验步骤如下：保持手腕极度屈曲 1 分钟，可以重现疼痛和典型的感觉异常。如果医生对确诊仍有疑问，可以进一步行肌电图检查确诊。通常有必要排除由颈椎引起的手部感觉异常或手臂疼痛，例如颈椎间盘突出症或颈椎病引起 C5 或 C6 神经卡压而产生的症状。

功能解剖

正中神经在腕部位于掌长肌腱的后方，在进入手掌区域后深入屈肌支持带下方。后者是一条密集的纤维带，覆盖了手掌近端的 1/3，其中掌长肌腱在内走行。掌长肌腱是最中央和最表浅的肌腱，当腕关节做抗阻屈曲运动时，掌长肌腱会明显突出。确定掌长肌腱位置非常重要，因为这可以使操作者明确正中神经的确切位置。大约 13% 的人掌长肌缺如，这时确定正中神经的位置可以依靠定位指浅屈肌腱和桡侧腕屈肌腱，正中神经就位于两者之间。在掌部，正中神经处位于腕管内，并在此分成指部分支。

注射技术（图 6.2）

首先，轻度腕管综合征的治疗方案可以建议患者减重，同时配合每日口服利尿剂，例如氢氯噻嗪或环戊噻嗪。夜间夹板固定可能也有帮助，而且这是妊娠初期的首选治疗方法，因为在妊娠的前 16~18 周注射类固醇是不明智的。如果这些简单的治疗方法无效，则建议注射类固醇激素，注射疗法对 60% 以上的该类病例有效。如果类固醇注射无效（连续注射 2~3 次后），或者更重要的是，若存在正中神经损伤的证据，例如鱼际肌肉萎缩等症状，则建议行手术减压。

患者面对操作者，取坐位，患侧手掌朝上，下方垫硬物。通过做抗阻屈腕以抵抗阻力，可以清楚地看到突起的掌长肌腱。用指甲或记号笔在腕部的远端皮肤褶皱处，掌长肌腱的桡侧做一个标记。这里是最佳的注射部位。与所有注射方法一样，在条件允许的情况下，建议在皮肤褶皱处进行注射以减少疼痛。如果遇到那种出现概率只有 13% 的掌长肌腱缺如的患者，则要触及指浅屈肌腱与桡侧腕屈肌腱之间的间隙，然后在腕部远端褶皱处标记皮肤。确保避开表浅静脉。

在 2 mL 注射器中抽取 1 mL 的类固醇（例如曲安奈德）。使用 2.5 cm 针头，注意不要添加局麻药，因为它会导致正中神经支配区域麻木，麻木感可持续数小时。腕管综合征的症状容易引起患者明显的焦虑或者不悦感，因此用了局麻药的话，麻木等症状会再现达几小时，患者满意度会大打折扣，严重者易引起医患矛盾。

操作中，嘱患者伸直手腕，针头向远端倾斜 45° 进针。这可确保类固醇药液沉积在屈肌支持带后方的腕管中。此时，注意随时询问患者的舒适感，并尽量确保无痛操作。如果

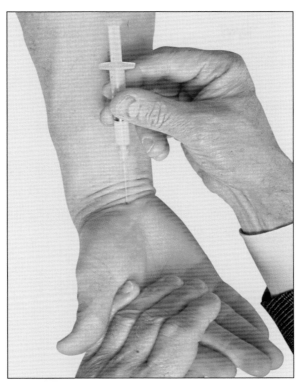

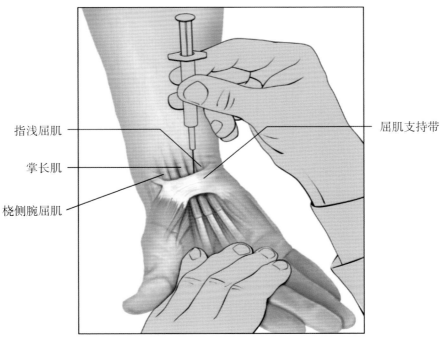

指浅屈肌

掌长肌

桡侧腕屈肌

屈肌支持带

图 6.2　腕管综合征

针尖不慎触及正中神经的指部分支将导致手掌疼痛，可放射至手指。此时，只需在注射前稍微回撤针头即可。在注射之前要注意回抽注射器，以排除误入血管可能。随后，操作者即可较轻松地注射类固醇，注射时的阻力应该很小，注意缓慢推注药物，确保注射时产生的疼痛或不适感降至最低。

正中神经位于掌长肌腱的后方。如果进针后出现即刻的麻木感，表明针头已进入正中神经的实质中，稍微回撤针头并偏向外侧重新进针，可确保避免对神经组织造成损伤。

值得注意的是，始终要提醒患者，注射后 48 小时内可能会出现一些急性疼痛症状。可开具适量镇痛药物处方，并嘱患肢休息 24~48 小时。

操作医生应告知患者放松心态，症状大多可在注射后几天之内缓解。如果双侧同时受累，最好先注射一侧并等待临床疗效。有时，另一侧会自愈，无须进一步治疗。如果症状没有明显改善的迹象，可以在大约 3 周后进行第二次注射治疗。但是，如果在三次注射后症状仍无明显改善，则应建议患者进行手术减压[2]。

桡骨茎突狭窄性腱鞘炎

临床表现和诊断

桡骨茎突狭窄性（de Quervain）腱鞘炎通常因重复性劳损、运动损伤或职业危害所致。患者主诉肌腱走行区域疼痛。体检可发现疼痛部位肿胀，随着拇指运动可触及捻发感。嘱患者握拳屈腕并尺偏，如果疼痛可重现，即可确诊。此外，拇指做抗阻外展和背伸运动时出现疼痛也可诊断。

功能解剖

De Quervain 腱鞘炎是拇长展肌腱和拇短伸肌腱的腱鞘炎。这两根肌腱在穿过桡骨状茎突时会相互融合，并形成共同的腱鞘，形成"鼻烟窝"的前界。肌腱周围由滑膜鞘包裹，在腱鞘滑膜炎中，滑膜表面变得粗糙，这会导致肌腱活动时产生疼痛和捻发感。注射治疗的目的是将局麻药和类固醇混合药物注入肌腱和腱鞘之间的腔隙中。

注射技术（图 6.3）

采用 2 mL 注射器配备 1.6 cm 针头，将 1 mL 类固醇与 1 mL 1% 利多卡因溶液混合。从肌腱走行处最大压痛点的稍远端斜向进针，朝近端进针至肌腱实质中（如果向远端注射，会增加患者的痛苦）。此时注射会感到阻力，缓慢回撤针头，同时维持注射器推柄的压力，直至阻力消失。此时，针尖位于腱鞘中，可以注入全部 2 mL 溶液。注射时，可见腱鞘沿其走行明显膨胀。

注射中可任意选择一种类固醇制剂，不同的类固醇药物的疗效区别不明显，行注射治疗后往往立竿见影，疼痛可立刻缓解。

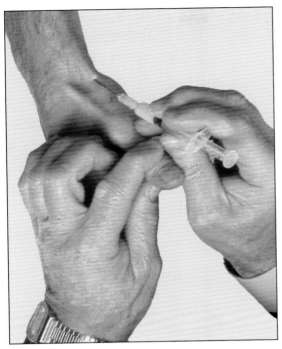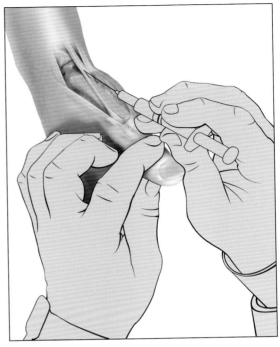

图 6.3　桡骨茎突狭窄性腱鞘炎

注射后医嘱

医生应嘱患者患肢休息若干日，避免易诱发疼痛的运动，也不要从事易引起症状的劳动。如果症状复发，可能是由于职业劳动中错误的技术动作所造成的反复性劳损，应建议患者寻求适当的职业相关性建议。

弹响指

临床表现和诊断

某些弹响指（扳机指）是特发性的，但在 RA 的早期和晚期比较常见，并且易累及掌部或手指的屈肌腱。通常可在掌指关节皮肤褶皱近端的屈肌腱走行区上触及一压痛结节。进行注射治疗操作时，应当将药液注入腱鞘内，而不是注入上述结节中。患者常主诉患指在屈曲时自发出现交锁和不适感，只有通过手法松解或用力伸指才能解除关节交锁。此病好发于从事操作机械或涉及手掌和手指复杂劳作的人群，属于职业损伤。

功能解剖

此病是一种累及掌部深浅屈肌腱的腱鞘炎症。肌腱穿过腕管时由腱鞘包绕，延伸至屈肌支持带上方约 2.5 cm，大约为半根掌骨的长度。小指是一个特例，其腱鞘保持连续并延伸至末节指骨。而拇长屈肌腱的腱鞘延续至指尖。肌腱末端的纤维滑膜鞘在关节处较薄。

注射技术（图 6.4）

可使用 2 mL 注射器，配备 1.6 cm 针头，将 1 mL 类固醇与 1 mL 1% 利多卡因溶液混合。从掌指关节皮肤褶皱的上方进针，向近端进针到屈肌腱中。嘱患者屈曲手指，如果针头跟随肌腱活动，可确认针尖在肌腱内。注入药物时会遇到阻力，此时缓慢回撤针头，同时保持柱塞上的压力，直至注射阻力消失为止，此时可较容易地将药液注入腱鞘中。缓慢注射药液过程中可见注射点近端的腱鞘部分扩张，可作为确认注射准确的信号。

必须强调要避免将类固醇注射入肌腱实质中。如前所述，当针头位置位于腱鞘中时，

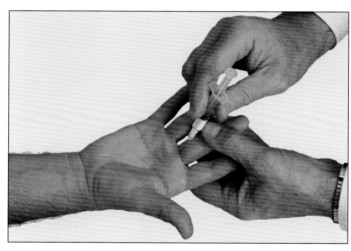

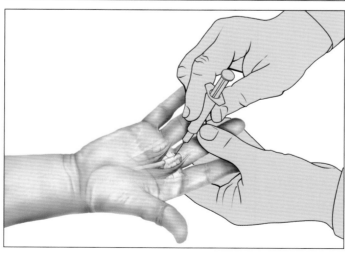

图 6.4　弹响指

推注药时应该较容易，不需要用很大力药液即可顺利注入。

类固醇注射治疗弹响指疗效较佳，但确实存在复发的可能，如果病情需要，一年内可注射 2~3 次。但是，如果病情反复发作或者明显进展应考虑通过手术松解[3]。

使用超声影像引导有助于局灶性腱鞘炎的诊断，通过超声动态检查可以将症状和影像学所见联系起来，辅助确诊。对于腱鞘炎或腱鞘囊肿这些局部弹响的病因，通过在影像学引导下靶向注射，可起到不错的疗效。

手腕部的物理治疗

第一腕掌关节、掌指关节、指间关节骨关节炎

手腕部小关节的骨关节炎易对日常生活和工作产生严重影响。通过使用一些简单的辅助适应工具，例如笔、罐子、瓶子的塑料手柄等，可使日常活动变得更加轻松。有多种多样的支具可供选择，从适宜夜间使用的"非处方"氯丁橡胶支具到专门定制的矫形器，都可以用于辅助康复治疗。

患者可通过每天自行关节活动练习来维持关节活动度，这是物理治疗的一项重要补充。在温水中进行练习可提高上述活动的舒适度。日常生活中对大、小鱼际肌肉和手内肌进行力量训练有助于改善手部小关节的稳定性。

研究表明手腕部骨关节炎使用局部外用 NSAIDs 有较明显的疗效，是口服镇痛药之外的重要辅助手段。

腕管综合征

尽管物理疗法可用于治疗腕管综合征，但疗效不一致且见效缓慢。而皮质类固醇注射的积极作用可以通过功能锻炼和软组织理疗技术来补充和巩固，以确保腕管内正中神经的正常滑动和剪切运动得以恢复和保持。手腕部支具则可以缓解急、慢性病症的夜间发作。

桡骨茎突狭窄性腱鞘炎

如果注射治疗不是合适的选择（例如，哺乳期妇女的色素沉着/脂肪萎缩/肌腱破裂的风险增加，或者先前注射有一定疗效而又复发的病例），可以考虑进行物理治疗。注射疗法的替代方法包括使用拇指支具或绑带固定，为炎症组织提供足够支撑，使其得以充分休息；也可采用冰敷、超声波、软组织按摩等方法予以辅助。

拇指早期的轻柔活动可保持肌腱、腱鞘和周围组织界面之间的相对活动度，但应在无痛范围内酌情进行。此外，也要注意增强周围肌肉的力量，包括尺侧腕伸肌的离心运动，旨在减轻受累肌腱的应力。

腱鞘炎常常继发于过度使用性劳损，因此，应叮嘱患者养成良好的劳动操作习惯，这

是维持症状改善和预防病症复发的重要组成部分。

弹响指

大多数的弹响指病例可通过皮质类固醇注射治疗而治愈，因此该病很少需要物理治疗。在疾病早期阶段，可用支具或绑带固定患指于伸展位，使屈肌腱可以得到休息，有时这种方法即可治愈该病症，避免接受注射治疗。

参考文献

[1] Raman J (2005) Intra-articular corticosteroid injection for first carpometacarpal osteoarthritis. *J Rheumatol*. 32: 1305–1306.

[2] Agarwal V *et al.* (2005) A prospective study of the long-term efficacy of local methyl prednisolone acetate injection in the management of mild carpal tunnel syndrome. *Rheumatol*. 44 (5): 647–650.

[3] Nimigan A *et al.* (2006) Steroid injections in the management of trigger fingers. *Am J Phys Med Rehabil*. 85 (1): 36–43.

第 7 章

肘 部

引 言

累及肘部伸肌和屈肌止点的疾病可能是最常见的软组织病变，例如"网球肘"和"高尔夫球肘"。顾名思义，其病因一般为不正确的网球挥拍姿势或不良的高尔夫挥杆习惯。这些病变是没有腱鞘的肌腱实质（腱膜交界处）本身发生炎症反应或退化，因此这种病症更准确地说应该属于肌腱病（tendinopathy），而非腱鞘炎（肌腱滑膜鞘的炎症）。

网球肘

急性网球肘好发于那些前臂伸肌腱劳损的中青年患者。网球肘又称肱骨外上髁炎，其实质是肱骨外上髁伸肌腱的腱骨止点处的劳损。这通常是由于工作中的重复运动，如拧螺丝、抛光等工作引起的。在网球、壁球或羽毛球比赛中，运动员反手或正手击球的动作不规范也是致病因素之一。

这类病症中，在极罕见的情况下病变部位可形成继发性的钙磷沉积，继而发生异位骨化，引发疼痛和压痛，而这种疼痛在抗阻伸腕动作中是无法诱发重现的。所以对于疑似病例，应当在注射类固醇之前行肘关节 X 线片检查。对于非典型或难治性病例，可行超声或 MRI 检查以助于确认诊断并排除其他病变可能。

临床表现和诊断

触诊可及肱骨外上髁有明显的疼痛和局部压痛。可嘱患者做抗阻伸腕动作重现疼痛。肘关节其他体格检查一般无异常。

功能解剖

前臂和手部的伸肌腱共同止点于肱骨外上髁。这些肌肉包括肱桡肌、桡侧腕伸肌、尺侧腕伸肌和指伸肌。上述任意肌肉止点的劳损可导致该部位肌腱病变，进而产生易于定位的急性压痛点。医生可通过嘱患者抗阻伸腕准确定位病变部位。

注射技术（图 7.1）

取 2 mL 注射器，抽取 1 mL 类固醇，配备 1.6 cm 针头。是否加入局麻药物由术者自

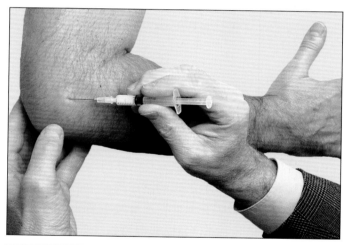

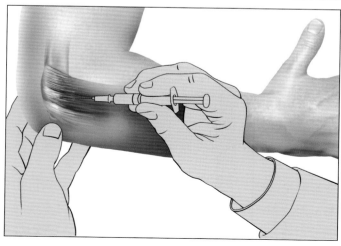

图 7.1　网球肘

行决定。须记住，局部麻醉药（例如利多卡因）的止痛效果较强，会影响附近其他压痛点的发现和定位。虽然单独注射类固醇患者的痛苦较明显，但注射的总体成功率更高，因为注射者能够发现其他疼痛点位或压痛部位。一次性注射成功的关键在于是否能够在操作中明确定位疼痛点位，并使药液完全渗透浸润腱骨止点的所有压痛点中。在操作过程中，应首先找到患者的最大压痛点，嘱患者行抗阻伸腕运动，然后在拟进针点用指甲印标记。向近端进针，并随时询问患者针头是否位于压痛点上，针头穿透皮肤后进入皮下，沿顺时针方向并呈扇形围绕病灶处移动针头，须确保每个压痛点上准确注入 0.1~0.2 mL 的类固醇，最多可注入 1 mL 的类固醇。

使用上述技术使药液在肌腱病损处的所有压痛点中充分浸润，可确保网球肘和高尔夫球肘注射治疗的成功，并且可以明显降低文献所报道的复发率。

注射时，患者可取坐位或卧位，事先须告知患者注射后疼痛可能持续长达 48 小时，但随后可逐渐缓解。若疼痛明显，可予以开具镇痛药物处方。注射后，嘱其患肢休息 1~2 天。建议患者在注射后 1 周内避免用患肢拎重物，如购物时拎袋子等。

高尔夫球肘

高尔夫球肘是网球肘的镜像疾病，该损伤发生在肱骨内上髁的前臂屈肌起点处，又称肱骨内上髁炎，病因可能是高尔夫球运动员挥杆动作不规范或者其他影响屈肌群的重复性运动。

临床表现和诊断

患者常主诉肱骨内髁上方有一急性压痛点，嘱患者做抗阻屈腕动作，可引出明显疼痛。

功能解剖

该病症的病理特点是屈肌群肌腱止于肱骨内髁的共同附着点受累。这些肌肉包括桡侧腕屈肌、指浅屈肌、尺侧腕屈肌和掌长肌。正如网球肘一样，病变位于腱骨交界处。须记住重要的一点：尺神经走行于内上髁后方肘管内，与注射点位毗邻，很容易在注射时误伤。因此在注射前或者进针过程中，医生应及时确认尺神经支配区域（即小指和环指的尺侧）有无麻木感和感觉异常。

注射技术（图 7.2）

患者取坐位，背对注射者，或者取俯卧位，患肢前臂放在背后，手背贴于臀部。嘱患者做抗阻曲腕运动来识别肱骨内上髁的压痛点，并用指甲印标记进针点。

采用配备 1.6 cm 针头的 2 mL 注射器，抽取 1 mL 类固醇药物，然后按照上文所述的网球肘注射法进行注射，确保精确地注入药液并浸润所有压痛点。

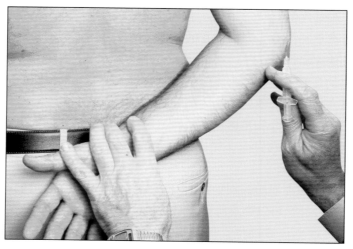

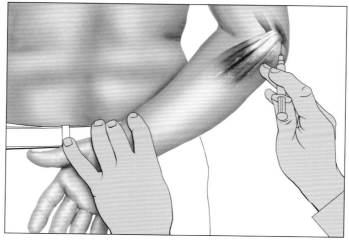

图 7.2　高尔夫球肘

注射后建议

　　注射后几天内应避免容易诱发疼痛的运动。需注意，注射后疼痛可能长达 48 小时，而之后这种情况有望改善。疼痛明显者可嘱其口服 1 天的止痛药物。必要时，可以每隔 3~4 周重复注射 1 次。注意 12 个月内最多注射 3 次。

脂肪萎缩

　　需要注意的是，网球肘和高尔夫球肘都属于浅表性病变，必须将药液较深地注入肌腱与骨膜的交界处。针尖需要接触骨膜才会有效，否则容易将类固醇注射到皮下脂肪中，可能会造成脂肪溶解而导致皮肤凹陷。在进行操作前，明智的做法是事先提醒患者此类并发症的可能性，从而尽量减少出现并发症后患者不满和投诉的可能。虽然强效关节内类固醇制剂更容易引起脂肪萎缩，但是任何类固醇制剂只要注射至皮下脂肪，都可造成萎缩。

超声引导下注射有助于避免此类并发症，此外，采用相同步骤的针刺疗法（dry needling）也可能会有所帮助。文献报了关于注射富蛋白质血浆（protein rich plasma）的研究证据，这种疗法也可考虑。

网球肘和高尔夫球肘的物理治疗

与其他退行性肌腱病一样，目前普遍认为皮质类固醇注射可有效缓解短期内疼痛。此外，病因和注意事项宣教以及物理疗法相结合可以预防疾病迁延不愈或复发。

降低疼痛肌腱的机械负荷是缓解网球肘和高尔夫球肘急性期发作的关键，即在短时间内应停止一切引起疼痛的活动。缓解疼痛的方式包括：使用简单的口服或局部镇痛药物及NSAIDs、冰敷、针灸和软组织按摩技术等。

长期养成良好的工作习惯，包括减轻劳动工具的重量，降低使用重型工具的频率，以及通过肘部弯曲而不是伸展来提携重物。低负荷的重复活动（如敲击键盘）也是一种危险因素。可通过调整电脑桌椅和显示屏的高低位置以获得最佳工作姿态，将脊柱和上肢保持在中立位。详细信息可在互联网上免费获得（如 http://www.nhs.uk/Livewell/workplacehealth/Pages/howtositcorrectly.aspx）。

网球肘可以使用肘关节支具来辅助降低肌腱负荷。

肌肉力量下降和软组织柔韧性差会降低肌腱有效承受负荷的能力。屈曲肘部，保持腕部处于中立位，尽早以无痛方式添加提高腕部伸肌力量的康复训练。当康复取得进展，应逐步调整至速度更快、频率更高和阻力更大的康复方案。软组织松解技术，例如深部组织摩擦式按摩（deep tissue friction massage）、米尔斯手法按摩（Mills manipulation）[①]、关节松解术和拉伸训练可以改善软组织不良状态。

尺骨鹰嘴滑囊炎

尺骨鹰嘴滑囊炎是全科诊所中常见的几种引起疼痛的滑囊疾病之一（图 7.3）。其病因可能

---

① 米尔斯手法按摩，它是在肘部伸展时，腕部和手保持屈曲的状态下实施的小幅度高速推力按摩。该手法以共同的伸肌腱为目标，并且通常与横向摩擦按摩结合以充分松解瘢痕组织（https://www.ncbi.nlm.nih.gov/pmc/articles/PMC2565595）。——译者注

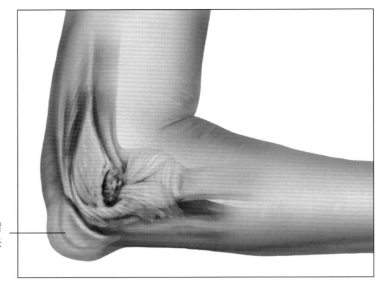

尺骨鹰嘴
滑囊肿胀

图 7.3　尺骨鹰嘴滑囊炎

是反复轻微外伤引起的，也被称为"学生肘"（student's elbow）。该疾病也好发于痛风患者，如果没有其他明显病因的情况下应行进一步实验室检查。在痛风患者中，滑囊中可能存在痛风石。

　　而在类风湿性疾病中，尺骨鹰嘴滑囊中可能会出现结节。肘关节和尺骨鹰嘴突后方的滑膜组织非常丰富，同时局部组织也比较疏松，此处有一个充满透明、黄色黏稠滑液的滑囊。此滑囊水肿后增大，触诊可及局部高张力及波动感。有时，该滑囊处可因急性败血症而变红，此时可能需要抗生素治疗。该滑囊感染较少见，因此易于穿刺抽液。可采用 3.8 cm 的针头对滑囊进行穿刺，并使用 10 mL 注射器吸出液体。有时，该滑囊可能有分隔，因此有必要在滑囊内移动针尖以尽可能地抽空浆液内容物。

　　抽出的液体行显微镜下检查可见多形核白细胞（感染）或尿酸盐结晶（痛风）。抽液治疗之后应使用弹力绷带加压包扎以防止滑囊再次肿大。必要时需要反复抽吸。如果频繁复发，抽吸后在滑囊内注射 1 mL 的类固醇将可在一定程度上防止复发。

　　注射和抽吸后，都建议用弹力绷带对肘关节进行牢固的加压包扎，有助于防止滑囊重新积液。

肘关节

临床表现

肘关节（图 7.4）在关节炎和创伤后滑膜炎加重时会出现剧烈疼痛（例如，非重

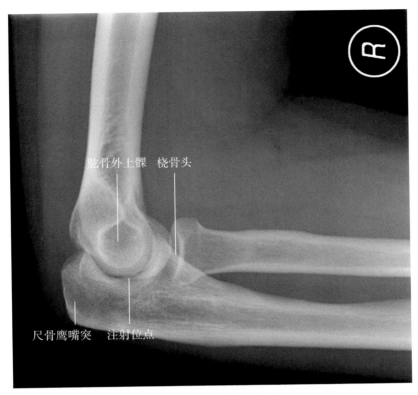

肱骨外上髁　桡骨头

尺骨鹰嘴突　注射位点

图 7.4　右肘侧位 X 线片

体力劳动者偶尔在伸肘姿势下提行李之类的重物后）。肘关节进行屈曲、旋前和旋后活动时疼痛可加剧。

功能解剖

肘关节由肱骨滑车与尺骨鹰嘴相关节，此外由桡骨头和肱骨下端的肱骨小头相关节。前方的滑膜组织分布广泛，与滑膜外脂肪一起在前方形成可触及的柔软脂肪垫。肘关节注射最简单的方法是触诊该软垫的前外侧，用手指触诊确定肱骨外上髁、尺骨鹰嘴突和桡骨头之间的骨性边缘。三者形成一个三角形，其中心是最佳进针点。轻微行被动旋前、旋后前臂和桡骨头可显示关节间隙的轮廓，有助于注射。

注射技术

患者取坐位，前臂屈曲 90° 放在检查沙发或桌子上。如前所述，指甲印标记拟注射点。使用 2.5 cm 的蓝色针头沿前外侧方向进针 1~2 cm，缓慢注入 1 mL 曲安奈德与 1~3 mL 1% 利多卡因的混合溶液。注射应该非常容易且无明显阻力。如果发现有明显阻力，可轻轻地稍移动针头，直到注射容易完成为止。

肘关节的物理治疗

要在注射后恢复运动功能，需鼓励患者在无痛范围内每隔数小时重复 1 次的常规活动。最重要的康复目的是改善屈肘功能，因为屈肘在日常活动中至关重要，例如饮食和个人卫生。

对于持续僵硬或无力的患者，若通过简单的锻炼无法改善，应尽早转诊接受物理治疗。

第 8 章

髋部及大腿周围

髋　　部

目前在临床实践中对髋关节注射类固醇药物已不再常见。髋关节内注射技术远比其他关节内注射复杂，我们一般不提倡全科医生进行此类注射操作。此外，由于人工髋关节置换手术成功率的逐步提升，以及目前人工髋关节假体设计及制造水平的显著改善，髋关节骨关节炎的治疗理念在过去的几年里已经发生了根本性的变化。但是，注射治疗对个别髋部疾病而言是简单且有效的。

股骨大转子滑囊炎

股骨大转子滑囊炎可见于类风湿性关节炎的患者，也可见于部分轻度外伤的患者。患者通常主诉髋关节周围疼痛。通过进一步的问诊，可知这类患者所述的疼痛通常位于股骨大转子的外侧面，夜间睡眠时取患侧卧位时症状可加重。此类患者查体可触及大转子周围明显压痛；如果臀中肌或臀小肌滑囊中有积液，触诊时局部还可扪及饱满感。

然而，近期的研究证据表明，这种常见的诊断所指的"外展肌腱炎"实际上很少与真正的炎症性病因有关，这表明此前对此类疾病的诊断命名"股骨大转子滑囊炎"（trochanteric bursitis）实际上并不是一种十分准确的描述。

近期，骨科医生和运动医学专家达成了一项共识，该共识提出：股骨大转子滑囊炎更确切地应该被称为"大转子疼痛综合征"（greater trochanter pain syndrome，GTPS）[1]。

据推测，对于上述病症，单次皮质类固醇注射与家庭康复训练、冲击波治疗相比，短期疗效明显优势在 1 个月后会有所下降。这种病症是一种以疼痛为主要症状的髋关节过度使用综合征，常见于从事休闲体育运动的成年人群。由于髋内收 – 外旋肌、股骨大转子和表层覆盖的髂胫束这三个滑囊之间的解剖关系，可使该区域易受生物力学激惹。MRI 研究表明，该病症的局部病变与其他滑囊病变性疾病相比，与 GTPS 的相关性更好。此类研究表明，股骨大转子滑囊的肿胀是不常见的，因此专家建议将髋关节周围的这些疼痛性病症统称为 GTPS。

注射技巧（图 8.1）

患者取健侧卧位，患侧朝上，髋关节屈曲。取 10 mL 注射器，配备 2.5 cm 针头，在大转子上压痛最明显处垂直进针直达骨面，然后稍微向后退针，可吸出清亮的黄色液体。而后将针头留在原位，更换注射器后将 1 mL 类固醇注射到滑囊内以及臀筋膜韧质纤维止点。

值得注意的是，对有些患者而言，采用常规短针头可能无法穿刺到滑囊。所以有些时候，应该根据患者的胖瘦等体型条件，适时地采用较长的腰椎穿刺针。

如果注射治疗不能缓解症状，即使是在短期内无法缓解症状，也可考虑采用超声引导下注射，以便使注射的类固醇能够更准确地到达病灶处。

坐骨结节滑囊炎

坐骨结节滑囊炎（腘绳肌腱病）的特点是在臀部坐骨结节深处可感到明显的疼痛，尤其是当患者坐在坚硬表面上造成局部压迫时疼痛可明显加重。坐骨结节突起的内侧区域覆盖有纤维状脂肪物质，其包含臀大肌的坐骨滑囊。坐骨滑囊位于坐骨结节和坐骨神经上方。由于所表现的坐位深部疼痛感，常与坐骨神经痛相混淆，应予以仔细鉴别。该病症在体格检查时，直腿抬高试验通常为阴性，但触诊时臀部有深处触痛感，有时可伴肿胀及波动感。

该病症的发病常与患者的生活或工作习惯密切相关，长时间坐在坚硬的物体上或时常骑行运动易诱发该病症。

注射技巧（图 8.2）

患者可取俯卧位，或取屈髋健侧卧位，患侧朝上。取 2 mL 注射器抽取 1∶1 配比混匀后的类固醇和 1% 利多卡因，于疼痛最明显处进针，将药物注入。该处行注射治疗时，因为此处局部脂肪、软组织以及肌肉丰富，建议采用长针头（3.8 cm）以确保针头能够有效触及坐骨结节滑囊。如果注射位置正确，由于局麻药物的作用，深部疼痛感和压痛感会随即消失，这同时也验证了诊断的正确性。

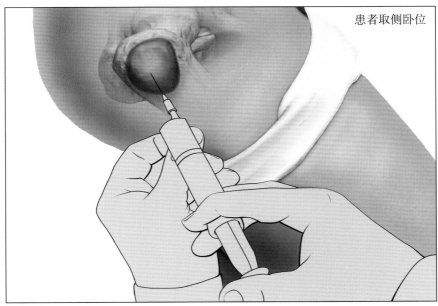

患者取侧卧位

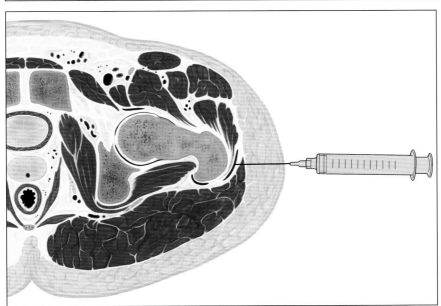

图 8.1　股骨大转子滑囊炎

感觉异常性股痛

　　感觉异常性股痛也被称为股外侧皮神经卡压综合征，它是由于股外侧皮神经穿过髂前上棘内侧下方约 10 cm 深筋膜的部位受到压迫所致。该神经支配大腿中部前外侧区域的感

坐骨结节

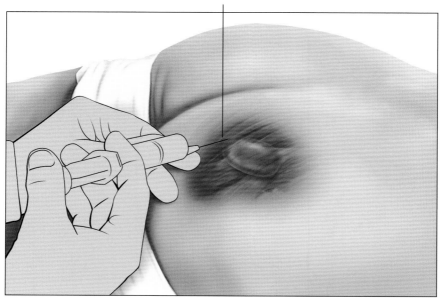

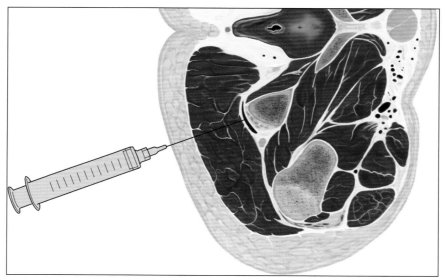

图 8.2　坐骨结节滑囊炎

觉。典型的症状是大腿前外侧出现感觉异常，通常是在行走或长时间站立后发作较明显。
这种病症易发于超重的人群，且症状会受到体位变化的影响。体格检查常可发现大腿前方
有感觉麻木区域，对针刺感觉减退。可通过触诊股外侧皮神经移行至大腿区域的局部压痛
点来确诊。

　　注意这种综合征的早期表现可能被误认为是带状疱疹感染的初期阶段，所以建议在行
注射治疗前观察 2 周。

注射技巧（图 8.3）

于大腿上段，髂前上棘内下方约 10 cm 处寻找压痛点。取 2 mL 注射器，配 2.5 cm 针头，注射药物采用 1 mL 类固醇与 1 mL 1% 利多卡因注射液混合药剂，进针后将药物注入，

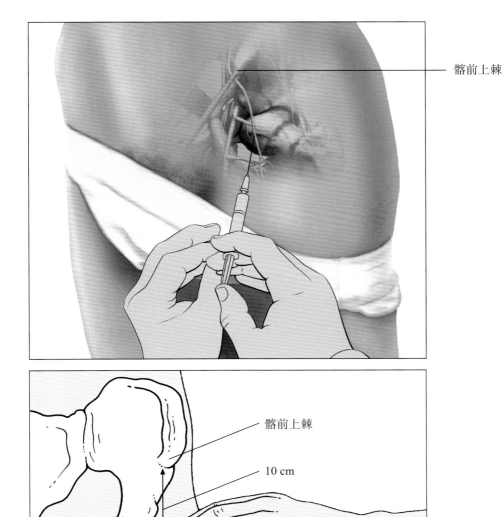

髂前上棘

髂前上棘

10 cm

股外侧皮神经

图 8.3　感觉异常性股痛

并仔细浸润病灶及其周围组织。

为了尽量减少该类患者后期复发的概率，应建议其注意避免不良的姿势、体态以及进行必要的减重。慢性患者必要时可转诊至外科治疗，行外侧皮神经离断术。

在这种情况下，如果在常规盲穿注射治疗后症状没有改善，可考虑予以超声引导下注射。

髂胫束摩擦综合征

临床表现和诊断

这种过度使用性损伤常见于长跑运动员、自行车骑行者以及滑雪运动员，偶尔也可见于高尔夫球运动员或者徒步旅行者。相对来说，男性发病率较高。患者通常主诉膝关节外侧疼痛，痛点高于膝关节线，且常向大腿外侧放射。最明显压痛点常位于股骨外侧髁处。

功能解剖

髂胫束是大腿外侧阔筋膜增厚部分。髂胫束位置较表浅，从髂前上棘一直延伸至胫骨上段前外侧的 Gerdy 结节处。屈伸膝关节时髂胫束做前后向运动，从而导致其在股骨外侧髁上反复摩擦。某些患者症状会较剧烈，疼痛明显，这是实施注射类固醇治疗的一个指征。此外，物理疗法比如按摩、热敷或者抗炎镇痛治疗也是有效的。

注射技巧（图 8.4）

在股骨外侧髁最大压痛点处用指甲标记拟进针点，用 2.5 cm 的蓝色针头注射 0.5~1 mL 利多卡因和 0.5~1 mL 1% 醋酸甲泼尼龙（Depo–Medrone®）的混合液。有时，在止点后方会有滑囊，也应该向滑囊内注入药物。

髋股疾病的物理治疗

股骨大转子滑囊炎

GTPS 的物理治疗旨在解决潜在的外展/外旋肌腱炎。对于急性发作的剧烈疼痛症状，类固醇注射是非常有效的。其他替代治疗方法还包括：避免引起疼痛的动作、制动、冰敷、口服镇痛药物和口服 NSAIDs、软组织疗法以及针灸等。

总之，为了避免复发，需提高肌腱传输负荷的能力，以便在不加剧疼痛的情况下恢复到可以完全活动的状态。物理治疗师可以为患者制订一个积极的康复计划，这在复发性或

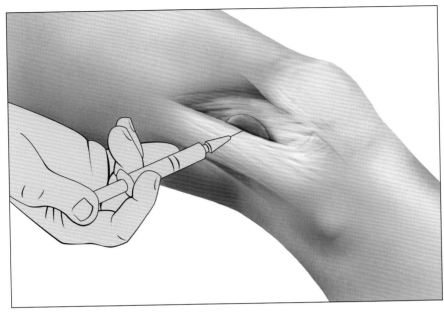

图 8.4　髂胫束摩擦综合征

慢性病症中尤为重要。锻炼计划包括单腿站立、上下楼梯或步行等，作为锻炼臀大肌的简单方式。所有这些功能锻炼都应在避免加剧疼痛的基础上进行，目的是让运动量在几个月内稳步提升，直至患者恢复完全功能。同时也应注意避免肌腱压迫股骨大转子（如久坐或跷二郎腿）。

坐骨结节滑囊炎

坐骨结节滑囊炎相对少见，如前所述，它的鉴别诊断较有挑战性。滑囊炎的病因鉴别将有助于指导理疗和其他治疗。

跌倒时臀部着地引起的急性滑囊炎可以通过局部冷敷、镇痛药物和避免引起疼痛的活动来缓解。上述措施还适用于重复过度使用造成的劳损性急性病症的对症治疗，典型的病例是因跑步距离、配速和地形难度增加而诱发的坐骨结节滑囊急性炎症。对于这种病例，重点在于纠正跑步训练的方案，增加臀肌和腘绳肌的肌力和柔韧性，有助于减少滑囊与上覆结构之间的摩擦。

由于体重显著下降或接受复杂髋关节手术后，臀部失去"衬垫"的患者，坐位时坐骨结节直接受压更易诱发坐骨结节滑囊炎。患者可坐于软垫上，通过大腿替代坐骨结节处受力，此举可增加注射治疗后的益处。有规律的臀肌收缩（提臀运动）与通过站立和行走有规律地释放压力有助于防止复发。

感觉异常性股痛

这种病症的病因一般为单纯感觉神经卡压，所以通常不需要理疗。可采取一些预防性的措施，如减肥，避免坐姿时屈髋超过 90°，以及避免穿着过紧的衣裤以免限制该部位的活动等。

髂胫束摩擦综合征

与所有过度使用导致的劳损性病症的情况一样，髂胫束摩擦综合征治疗的长期目标是解决潜在病因并防止复发。可能需要对下肢和骨盆进行全面评估，以进一步确认这些问题。

选择合适的鞋履、良好的肌肉力量以及软组织柔韧性可以优化下肢的生物力学环境，减少髂胫束和股骨髁之间的摩擦。比如对于运动员来说，跑鞋应定期更换，以提供足够的支撑和良好的缓冲。足部姿态不良的运动员，包括旋前或旋后足，都可以进行及时的评估和矫正，患者也可以从中受益。

臀部肌肉强化训练可以改善动态和静态步态下股骨的位置。因为髋部肌肉无力可导致股骨内收增加，这与包括髂胫束摩擦综合征在内的膝前疼痛密切相关。

物理治疗师或运动治疗师可采用软组织松动技术对髂胫束和臀肌进行松解，患者也可自行附加使用泡沫轴松解以便巩固疗效。

对特定体育活动项目的评估可以突出需要解决的具体问题。例如，自行车运动员可能需要改变鞍座和踏板夹的位置，以改善膝盖周围的屈、伸和旋转运动。对跑步者来说，类似的措施包括改变跑步路线，以减少长时间的下坡和倾斜路面。

参考文献

[1] Rompe JD *et al.* (2009) Home training, local corticosteroid injection, or radial shock wave therapy for greater trochanter pain syndrome. *Am J Sports Med.* 37 (10): 1981–1990.

第 9 章

膝关节

引　言

膝关节积液在平时的门诊是非常常见的病症，通常都可以通过抽液以及注射类固醇药物进行治疗，获得满意的疗效。

导致膝关节积液的原因有很多，常见的有外伤、侧副韧带拉伤、交叉韧带和半月板撕裂、关节积血、类风湿性疾病、骨关节炎、Reiter 综合征、痛风、假性痛风以及银屑病等，也可见于髌骨软骨软化症，不过较为罕见。

髌前滑囊炎（"牧师膝"）和髌下滑囊炎（"女仆膝"）是由于反复的压力作用或跪地导致的慢性创伤而导致的，应注意避免与膝关节积液混淆。髌前滑囊炎更常见于煤矿工人和地毯工，容易发生感染，须注意与单纯膝关节积液相鉴别。剥脱性骨软骨炎则易形成关节内游离体，进而引起关节内积液以及关节交锁。在某些类风湿性关节炎的病例中，膝关节后方 Baker 囊肿[①]可能在关节剧烈屈曲时破裂从而导致膝关节积液。

---

① Baker 囊肿，又称为腘窝囊肿，是指腘窝深部滑囊肿大或膝关节滑膜囊向后膨出的统称。属于滑膜囊肿，为腓肠肌内侧头与半膜肌之间的滑囊积液形成，多与膝关节相通。——译者注

临床表现和诊断

通常视诊即可发现膝关节积液，视诊时注意观察肢体两侧以便对比，且应先让患者取站立位，后取仰卧位。

触诊髌骨并注意有无以下症状：

· 当膝关节存在积液时，膝旁凹陷消失，髌上可见隆起且可伴压痛。当膝关节积液较少时，"髌骨叩击"试验引发疼痛不明显，但积液可在叩击下从髌骨的一侧流向对侧。

· 骨性突起（骨赘），可见于骨关节炎。

· 滑膜增厚，可触及结节，提示滑膜炎可能。

· 可用手背置于髌骨上，感知其局部皮温。若膝关节有感染或晶体性滑膜炎，可触及皮温升高，局部红肿。

· 髌骨摩擦感以及捻发音可见于骨关节炎。

检查膝关节的主动和被动活动，并注意股四头肌有无萎缩。

功能解剖

膝关节是一个铰链式关节，也是人体主要的承重关节。其关节腔较大，尤其是髌骨与股骨髁的间隙，它与髌上、髌下囊相通。

抽液及注射疗法

行膝关节抽液的三个指征。

· 诊断性需要：在确诊化脓性关节炎、关节血肿、创伤性渗出、类风湿性关节炎、骨关节炎、痛风和假性痛风等疾病的过程中，可抽取关节液进行实验室分析（表 9.1）。

表 9.1　关节滑液分析

诊断	外观	黏稠度	特殊发现
正常	清澈黄色	高	—
创伤性	草黄色或红色	高	红细胞 ++
关节炎	清澈黄色	高	软骨碎片
痛风	絮状	降低	尿酸钠结晶（针状）

(续表)

诊断	外观	黏稠度	特殊发现
假性痛风	絮状	降低	焦磷酸钙晶体（菱形）
类风湿性关节炎	绿色絮状	低	乳胶 RA 血凝滴度或绵羊细胞凝集试验阳性
感染性关节炎	浑浊或至脓性	低	细菌培养阳性
结核性关节炎	絮状	低	酸性杆菌培养阳性

- 治疗性需要：关节内积液较严重，导致明显疼痛及不适。
- 其他指征：①类固醇注射用于下列急症发作，如类风湿性关节炎、骨关节炎、银屑病关节炎、Reiter 综合征、滑膜炎和创伤导致的软组织损伤等；②在骨关节炎中用透明质酸作为关节滑液补充治疗。

在运动场上发生创伤的案例虽然不多，但可导致大量膝关节积液，有时可抽出60~70 mL 的积液。如果积液在后续两周内复发，最好进行重新抽液。

由于骨科手术技术的进步，针对膝、髋等部位的类风湿性关节炎以及骨关节炎的治疗方法已经发生了巨大的变化，这主要归功于全关节置换手术技术的发展和成熟。骨关节炎在年轻运动员（特别是那些需要接受半月板手术的运动员）中越来越常见，他们年龄较轻，并不适合行关节置换手术。采用类固醇注射治疗法可帮助他们渡过难关，改善生活质量，直至他们达到更适宜行关节置换手术的年龄。上述这些方法都可用于治疗急性发作、疼痛明显的膝关节骨性关节炎，或者是关节肿痛、局部发热明显且 NSAIDs 无效的患者。例如，对于类风湿性关节病或银屑病引起的血清阳性或血清阴性关节病急性加重的病例，注射曲安奈德可以有效缓解，缓解维持期为 6~12 个月。

近年来，在膝关节骨性关节炎的治疗中，关节黏液补充剂（viscosupplementation）愈发受到关注[1]。这种治疗方法在加拿大和欧洲已被大量使用，并为这种病症提供了一种替代治疗方法。

在本书第五版出版的时候，关节黏液补充剂已经是一个很有前景的治疗选择，但根据英国现行的 NICE 指南，支持这种治疗选择的医学循证证据是有限的，该指南目前并不支持其临床使用。

注射类固醇的频率一般不超过每 3 个月 1 次。这是治疗急性发作性关节病最有效的方法，特别是那些影响单一关节的，比如银屑病或类风湿性关节炎恶化等病症。与类固醇不同，在 3 周内可连续注射 3 次关节黏液补充剂，而且上述疗程可在 1 年内重复 2 次。

抽液及注射技术

行抽液和注射治疗时，患者可卧于沙发上，膝盖微屈，可在膝盖下方垫方枕以放松股四头肌和髌腱。操作时注意仔细触诊髌骨的骨缘，在进针之前确认髌骨可自由活动。注射时进针点位于髌骨上缘以下的髌骨外侧或内侧（图 9.1）。

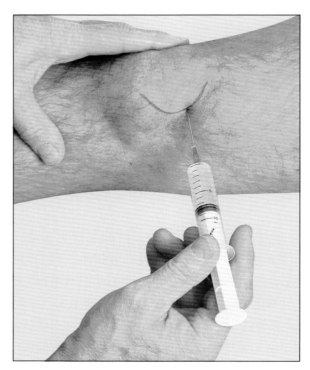

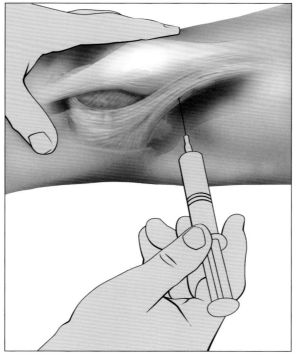

图 9.1　膝关节

抽液

- 准备一支 20 mL（或 50 mL）注射器和一个无菌样本容器，以收集抽出的关节液用于显微镜检查和培养。可采用 3.8 cm 针头。
- 水平进针，可稍向下（或向后）方向进入关节，位于髌骨后面和股骨髁之间的关节间隙。当进针于髌骨后面时，可确认其位于关节间隙内。在这之前，髌骨应可较自如地滑动到股骨上，以确保股四头肌放松。
- 如果在抽吸后需要注射类固醇，应在膝关节中留下一定量的滑液，可使类固醇更容易在关节腔中充分弥散。
- 在抽吸部位的浅表皮肤组织中以 1% 利多卡因局部浸润麻醉有助于提高无痛操作，但是并不是必要的。

注射

- 取 2 mL 注射器，采用 1 mL 类固醇药物（20 mg 曲安奈德、40 mg 甲泼尼龙或 20 mg 氢化可的松醋酸酯）。使用 3.8 cm 针头。
- 遵循与上述抽液操作相同的进针程序。
- 每 3 个月向膝盖注射类固醇不能超过 1 次。

抽吸或注射后，应用牢固的 Tubigrip 或弹性绉纱绷带支撑膝关节休息 24 小时。

关节内类固醇治疗膝关节骨关节炎的短期疗效已得到充分肯定，且副作用较少。但是其长期的有益作用尚未得到确认。

膝关节的物理治疗

关节内注射类固醇或透明质酸是治疗症状性骨关节炎最常用的方法，也是长期治疗这种疾病的理想治疗方案。英国 NICE 发布的指导意见[2] 建议有关患者自我管理，包括：超重或肥胖人群的减肥，以及使用具有足够支撑性、减震性的鞋子和助行器。指南同时也建议所有患者应该进行适度的锻炼。通过在水中运动，自行车骑行或基于健身房的慢跑运动等，可以在不使关节过载或加剧疼痛的前提下，提高患者全身健康水平以及有氧体能。一些可提高肌肉力量、关节灵活性和本体感觉的针对性训练项目可由物理治疗师开具。

简单的镇痛可以通过局部使用 NSAIDs 或辣椒素类外用药来实现，可在运动前使用或者定期使用。口服 NSAIDs 的使用仍存在争议，但短期使用有助于限制症状的急性加重。由创伤、退行性变或炎症性关节炎引起的膝关节积液可通过使用冷敷来辅助缓解。

参考文献

[1] Balaz EA and Denliger JL (1993) Viscosupplementation: a new concept in the treatment of osteoarthritis. *J Rheumatol*. 20 (39): 3–9.

[2] National Institute for Health and Care Excellence: Clinical Guidelines [Internet]. London，UK: National Institute for Health and Care Excellence (UK); 2014. Available from: https://www.nice.org.uk/guidance/cg177 [accessed 8/10/18].

拓展阅读

[1] Bagga H *et al*. (2006) Long-term effects of intra-articular hyaluronan on synovial fluid in osteoarthritis of the knee. *J Rheumatol*. 33: 946–950.

[2] Bellamy N *et al*. (2006) Intra-articular corticosteroid for treatment of osteoarthritis of the knee. *Cochrane Database Syst Rev*. 2: CD005328.

[3] Dickson DJ and Hosie G (1998) *Poster at BSR Conference*，Brighton，UK.

[4] Gossec L and Dougados M (2006) Do intra-articular therapies work and who will benefit most? *Best Pract Res Clin Rheumatol*. 20: 131–144.

[5] Petrella RJ and Petrella M (2006) A prospective，randomized，double-blind，placebo controlled study to evaluate the efficacy of intra-articular hyaluronic acid for osteoarthritis of the knee. *J Rheumatol*. 33: 951–956.

第 10 章

足　踝

引　言

　　由于运动和体育锻炼，特别是慢跑的普及，足踝疾病在日常的全科诊疗中越来越普遍。踝关节扭伤是全科诊疗工作中最常见的损伤类型，估计其每年的发病率为每 2 500 个人中就有 28 例[1]。

功能解剖

　　踝关节是一个较简单的铰链式关节，只允许一定程度的跖屈 / 背伸。关节由纤维囊、外侧（跟腓）韧带和内侧（三角肌）韧带以及前后韧带支撑。胫前肌在趾长伸肌和踇长伸肌协助下，负责背伸。跖屈是由腓肠肌和比目鱼肌驱动的，同时由跖肌、胫后肌、踇长屈肌和趾长屈肌辅助。足部的其他主要运动是外翻和内翻，主要发生在跟距关节、距舟关节和跟骰关节。后两者共同构成中跗关节。前足包括跖骨的头部，是常见的疼痛部位，统称为跖骨痛（metatarsalgia）。

常见疾病的临床表现

· 外侧韧带扭伤：足内翻损伤导致的扭伤导致外侧韧带完全或部分撕裂。疼痛和肿胀程度可能比较严重，导致难以准确评估损伤程度。

· 跟腱：跟腱撕裂的特点是小腿肚突然的剧烈疼痛（就好像突然被人从后面踢了一下），但是没有明显的皮肤外伤。通过触诊可及跟腱撕裂处，而且患者无法踮起患侧脚尖站立。此时应建议立即转诊，行缝合手术或局部制动。跟腱炎是由跟腱在跟骨的止点处、跟腱全长，或跟腱前方、跟骨后方的滑囊中的炎症引起的。像其他任何形式的腱鞘炎一样，触诊可及捻发感。慢跑运动的普及增加了这些问题的发生率。而且值得注意的是：目前已经认识到在某些喹诺酮类抗生素（如环丙沙星）治疗期间，很罕见的情况下会出现肌腱炎症和断裂等并发症。发生的原因尚不清楚，但在作者个人从医经历中的确碰到过在环丙沙星治疗后出现胫骨后肌腱断裂（2例）和跟腱断裂（1例）的患者。对于任何确认为肌腱炎易感患者或疑似腱鞘炎患者，必须建议避免使用此类抗生素。

· 足底筋膜炎：这种跟痛症的主要表现是行走或站立时足跟部中点的剧烈疼痛。在跟骨的 X 线片上经常可以看到足跟骨刺。这种情况也有可能发生在血清阴性关节病中。如果 X 线片上出现骨质侵蚀或者跟骨骨刺模糊或形态不规则，则应当怀疑是否存在血清阴性关节病。

在过去，医生们习惯通过影像学检查来识别足跟骨刺的存在，但是目前普遍认为足跟骨刺的存在与否与足底筋膜炎的诊断其实没有必然关系。

在反复发作的跟痛病例中，超声可通过观察足底筋膜的厚度，从而提供客观的确诊依据；而且超声下引导技术有助于将药物精确注射在筋膜旁间隙，并可避免由于在足底筋膜实质内重复注射而导致其破裂的风险 [2-5]。

· 跗管综合征：这是一种较罕见的病症，致病机制为胫后神经卡压于屈肌支持带下，类似于腕关节的腕管综合征。患者通常主诉在足部内侧边缘、踇趾和足底远端有明显的感觉异常、麻木和疼痛。

· 踝关节和中跗关节：踝关节和中跗关节在类风湿性关节炎中易被累及，尤其是距下关节。血清阴性关节病，如 Reiter 综合征、银屑病和强直性脊柱炎，也可能影响中跗关节。

· 前足：前足结构与造成跖骨痛的许多原因有关，尤其是高弓足、行军骨折、踇强直以及 Morton 神经瘤 [1]。此外，在老年人中，足底的脂肪垫可能会退化，导致患者抱怨其足底不适感宛如"在大理石上行走"。类风湿性关节炎和痛风可累及前足，痛风最好发于第一跖趾关节。趾畸形如蹋趾强直、锤状趾、爪形趾和蹋囊炎都会引起跖骨痛。

注射技巧

踝关节扭伤（图 10.1）

踝关节扭伤的首选处理原则是"RICE"原则：休息（Rest），冰敷（Ice），加压包扎（Compression）和抬高患肢（Elevation）。这将有助于减轻疼痛、缓解炎症和肿胀。同时，也应将患者转诊至理疗。

在这种情况下，常规不进行注射治疗，因为类固醇可能会对受伤的肌腱造成进一步的损伤。

如果踝关节扭伤反复发作，则需要至专科就诊。如果忽视，则会造成明显的韧带或软骨损伤，并且提前出现骨关节炎。

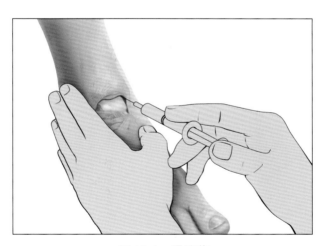

图 10.1 踝关节

---

[1] Morton 神经瘤（也称为 Morton 跖骨痛、Morton 神经痛和趾间神经瘤）是位于跖骨间的跖神经良性神经瘤，最常见于第三和第四跖骨间隙，原因是外侧跖神经与内侧跖神经在此处汇合，直径增粗；另外此处神经位于皮下，正好位于足部脂肪垫上方，靠近动脉和静脉；在神经上方为跖骨深横韧带，非常坚韧，形成神经的顶部。上述原因均导致此处神经容易受到挤压增粗。扁平足可牵拉神经向内侧移位，刺激神经，导致其增粗、增大。女性较男性更为常见，可能是因为女性更喜欢穿窄头的鞋，挤压神经所致。另外，高跟鞋也会导致前足受力增加，导致该部位压力增高。Morton 神经瘤疾病的特征是疼痛和麻木，脱掉鞋子后症状会减轻。——译者注

跟腱

虽然通常认为类固醇注射疗法治疗跟腱腱病时应非常谨慎，但是建议全科医生应避免采用该治疗方法处理跟腱腱病。注射后症状缓解通常只是暂时的，而且增加了跟腱断裂的可能性，建议必要时全科医生应将这些跟腱疾病患者转诊给专科医生。不幸的是，相关医疗诉讼的发生率很高，建议全科医生应谨慎诊断跟腱疾病，尽量避免在跟腱的实质内注射类固醇，最好在这些情况下征求专科医生的意见。

足底筋膜炎引起的跟痛症

跟痛症的表现是足跟中点处有尖锐的触痛点，通过施以压力可准确地触及该痛点。疼痛是由于足底筋膜炎引起的，足底筋膜是一组止于跟骨的足底韧带。这种情况有可能单发，也可并发于其他形式的关节炎，如 Reiter 综合征和强直性脊柱炎等。

注射技巧（图 10.2）

将 1 mL 曲安奈德与 1 mL 1% 利多卡因混于 2 mL 注射器内，可使用 2.5 cm 的针头。
患者取俯卧位，脚后跟朝上。用 70% 乙醇在需要注射的部位进行消毒。
尽管足底表面的皮肤更厚、更硬，但还是建议从足跟脂肪垫的中心位置进针，而不是

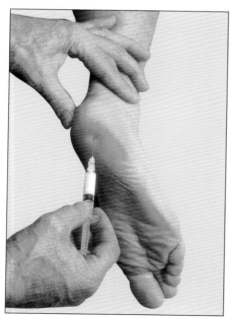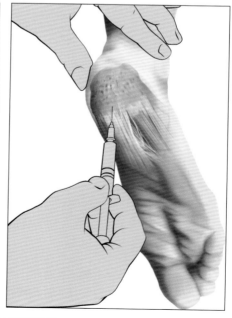

图 10.2　足底筋膜炎

从足跟的侧面注射（此处皮肤更薄）。如此可确保注射定位更准确。采用 1% 利多卡因逐层浸润皮肤和皮下，并将利多卡因注射至足跟骨刺的表面，随后使针头留在原位，更换注射器；在注入 0.5~1 mL 类固醇与 1 mL 1% 利多卡因混合液时，针尖应准确地置于压痛最明显处，并触及骨膜。如之前网球肘所述，在注射混合溶液之前，应当对病灶区域的每个疼痛点进行充分的浸润注射。

由于这种足跟部的注射会引起明显疼痛，为减轻患者痛苦建议在注射药物中将类固醇与利多卡因混合，并在注射之前尽可能对局部皮肤及皮下组织进行浸润麻醉；同时，向疼痛最敏感的部位进针。由于利多卡因的作用时间较短，仅为 2~4 小时，对于复发性病例，可用 0.25% 或 0.5% 布比卡因替代。布比卡因的作用持续时间可长达 16 小时，可在类固醇的抗炎作用发挥作用之前的时间窗中提供充分的麻醉效果，通常可获得更好的患者满意度。

注射后可建议进行简单的镇痛药物治疗，避免患肢足跟行走或受力，或者在注射后几天内可穿戴海绵橡胶足跟垫。

跗管综合征

跗管综合征可以像腕管综合征一样进行类固醇注射治疗。可在位于内踝和跟骨之间的内踝后方屈肌支持带的后侧进针。

踝关节

采用踝关节前方入路进行注射抽液对于全科医生来说是最简单，也是唯一可行的一种注射方式。关节疾病急性发作时注射疗法的疗效很好。但必须谨慎操作以避免感染。

注射技巧

从胫骨和距骨之间以及胫前肌和蹞长伸肌腱之间的空隙中进针。可以使用 2.5 cm 针头，将 1 mL 类固醇和 1 mL 1% 的利多卡因溶液混合注射。与膝关节注射抽液一样，任何抽吸物都应送显微检查和分析。踝关节易发感染，所以必须采取严格的无菌预防措施。

除了皮质类固醇注射治疗踝关节骨关节炎外，使用透明质酸钠作为黏液补充治疗可有效持续缓解疼痛，改善踝关节功能[6]。

胫后肌肌腱炎

胫后肌肌腱炎属于劳损性疾病，是由于腱鞘发生炎症导致的。它通常是一种运动损伤

（例如足球运动员），也可能是由一种简单的劳损引起的，例如在梯子上工作以及长时间保持足部跖屈位。胫后肌肌腱炎也可能发生于类风湿性关节炎病例中。患者行足跖屈、内翻可诱发疼痛。沿腱鞘走行区域触诊，尤其是在内踝的正后方和下方，可触及捻发感。

功能解剖

胫后肌腱起自胫骨后表面的外侧部分、骨间膜和腓骨的毗邻部分，是小腿深部的肌肉之一。然后向浅表处移行，走行于胫骨下端后面的凹面，自内踝的后方走向正下方。然后在屈肌支持带下方向前移行进入足底。止于舟骨的粗隆部并发出数条分支，分别止于跟骨、骰骨、三个楔骨和第二、第三、第四跖骨的基底部。

该肌腱的劳损可能会导致足踝肌腱走行区域或足部附着处的疼痛。

注射技巧（图 10.3）

使用 1.6 cm 的小针头和 2 mL 注射器，注射器中抽取 0.5~1.0 mL 曲安奈德和 1 mL 1% 浓度的利多卡因。用左手手指置于内踝正后方的腱鞘上，以稳定肌腱，于内踝下方进针，沿肌腱走行运针，并向近端方将药物注射入肌腱内。如前所述的其他形式的腱鞘炎注射一样，当针进入肌腱实质时，操作者可立即感知一定的推针阻力。此时，应像注入药物时一样维持注射器的压力，同时缓慢向后退针，直至感觉不到明显注射阻力，此时提示针头已位于腱鞘空间中，随后注入 2 mL 的混合药物。

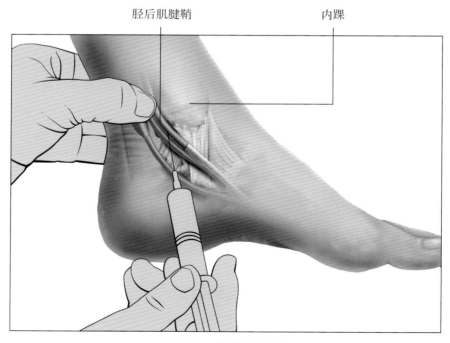

图 10.3　胫后肌肌腱炎

注射后几天内应充分休息足踝部，可佩带弹性足踝支具 6 周左右，这对患者康复很有帮助。唯一有助于治疗的物理疗法是每周进行两次深部按摩，可持续 3~4 周。

足踝的物理治疗

踝关节扭伤

急性外侧韧带损伤导致的疼痛和肿胀可通过"POLICE"原则得到有效治疗：保护（Protection）、优化负重（Optimal Loading）、冰敷（Ice）、加压包扎（Compression）和抬高患肢（Elevation）。术语"优化负重"是指在早期进行无疼痛活动，随着逐渐恢复，逐渐增加愈合结构的负荷和压力。适当的理疗可促进病情的痊愈。

足底筋膜炎

足底筋膜炎的易感因素包括高体重指数（body mass index，BMI）、鞋子不适或磨损、内侧足弓减少或增加、站立或冲击活动过度等。可通过有计划的减肥解决这些问题，也可使用通用或定制的矫正器和减震鞋垫来减少复发的风险。

足底筋膜与跟腱的筋膜是连续的，两者都可以通过跗趾背伸进行小腿肌肉拉伸。足弓的骨质结构所提供的支撑可以通过加强足部内部的小肌肉来增强。

当足底筋膜炎发作导致睡眠障碍时，使用夹板有助于将足踝维持于更舒适的背伸位置。慢性或复发性病例可能还需要遵从足病专科医生或理疗师的建议。

跗管综合征

保守治疗的目的是消除炎症，从而防止胫后神经受到长期损伤。除了注射治疗外，应建议避免刺激性活动、进行冷敷疗法、服用 NSAIDs、足部胶带捆扎以及穿着具有支撑性的鞋类等以减轻症状。

在更确定的条件下，找出其根本病因很重要。继发于关节炎或重度扁平足的足部畸形可导致神经压迫。穿着合脚的鞋子或佩戴矫形器改善足部姿势有助于改善症状。

踝关节炎

踝关节炎保守治疗的基本原则与膝关节炎相同（见第 9 章）。

胫后肌肌腱炎

胫后肌肌腱炎患者的临床表现较多样，如休闲类运动者易发的急性腱鞘炎以及伴有明显扁平足畸形患者的慢性退行性撕裂。

急性肌腱炎的治疗包括避免疼痛活动（如有必要，可短期使用拐杖）、胶带加压包扎、冷敷疗法等，以及循序渐进的康复性运动以逐渐恢复正常的运动量、力量和平衡。

在反复发作或慢性疾病中，由足病专科医生或理疗师参与患者的诊疗过程或许能更容易地解决发病诱因。具备足弓内侧支撑性能的鞋履或矫形器可改善足部负重的姿势，可在诊疗过程中辅助使用。在所有肌腱病变中，以提高肌腱传导负荷的能力为目的的康复训练是至关重要的。踝关节的加强、拉伸和平衡训练可以改善胫后肌在控制步行或跑步时旋前和背伸减速方面的功能。此外，只要症状没有恶化，可由非负重运动逐渐进展到功能性负重运动，最后可逐渐进展到多向训练和冲刺运动。

参考文献

[1] Association of British Pharmaceutical Industry (1999) *ABPI Compendium of Data Sheets and Summaries of Product Characteristics 1999–2000 with the Code of Practice for the Pharmaceutical Industry*. Datapharm Publication, London, UK, p. 167.

[2] Johal KS and Milner SA (2012) Plantar fasciitis and the calcaneal spur: fact or fiction? *Foot Ankle Surgery*. 18: 39–41.

[3] Sellman JR (1994) Plantar fascia rupture associated with corticosteroid injection. *Foot Ankle Int*. 15: 376–381.

[4] McMillan AM *et al*. (2009) Diagnostic imaging for chronic plantar heel pain: a systematic review and meta-analysis. *J Foot Ankle Res*. 2: 32.

[5] Gibbon WW and Long G (1999) Ultrasound of the plantar aponeurosis (fascia). *Skeletal Radiol*. 28 (1): 21.

[6] Salk R *et al*. (2005) Viscosupplementation (hyaluronans) in the treatment of ankle osteoarthritis. *Clin Podiatr Med Surg N Am*. 22: 585–597.

第 11 章

软组织疾病中的肌肉骨骼成像及治疗方法选择

引　言

　　到目前为止，本书的内容主要集中在软组织和关节疾病的临床诊断和治疗上。软组织疾病在全科诊疗工作中极为常见，仅仅肩痛就已是常见病症，据报道其在普通人群中的患病率为 6.9%~34%，70 岁以上人群约为 21%，占全科医生接诊病症的 1.2%。目前所有疗法的优点和疗效都尚不明确，缺乏相关临床证据。

　　传统意义上，医疗培训的重点是病史采集、查体和临床诊断，而这正是软组织疾病患者处理的重点。在过去的 10 年里，随着 MRI 和更先进的超声检查技术的出现和进步，软组织和关节疾病的成像技术和质量有了巨大的发展。这也为人们对肌肉骨骼疾病和潜在的生物力学原理的理解带来了显著改变。因此，这些技术为骨与软组织疾病所带来的额外信息可以转化为面向临床问题的解决手段，使医生能够更准确地进行诊断并对此制订有效的疾病治疗方案，这也更有利于患者接受初级医疗保健之外的治疗、预防和更有效的疾病管理。影像学技术的发展也推动了临床思维的进步，促进"病因"探索（即潜在的生物力学紊乱）。软组织和关节疾病在全科诊所和医院门诊的就诊病例中占有很大比重，但是遗憾的是这部分的相关培训在本科和研究生阶段的教育中被忽视了。

病理生理学

对肌腱疾病的病理生理学和生物力学的了解是诊断和治疗的基础。影像学使人们对这些疾病有了更多的认识和了解，从而可以对其诊断和治疗采取更为关键的选择。然而，应该强调的是，尽管复杂的影像学检查能够显示细微的肌腱异常，但合适的影像学策略和发现的意义目前尚未被阐述明晰。

在过去，关于肌腱疾病的专业术语一直较混淆。

• 肌腱病（tendinopathy）是对急性和慢性肌腱疾病的临床描述。

• "肌腱炎"（tendinosis）其实是一种误称，因为组织学上很少见到炎症细胞。该术语实际上所指的疾病是一种非炎症状态，组织学上的表现为有胶原紊乱和坏死的迹象。

无滑膜腱鞘的肌腱（如跟腱和足底筋膜）由疏松的、内衬滑膜细胞的疏松结缔组织包绕。这种覆盖物被称为腱旁组织（paratenon）。因此，当该组织发生炎症时，称为腱旁组织炎（paratenonitis）。如果双层滑膜腱鞘（比如手和脚的肌腱）出现炎症时称为"滑膜炎"（synovitis）（图 11.1）。

肌腱病的起病是多因素造成的，通常与微创伤反复发作有关，伴有胶原蛋白交联的破坏。如果修复不完全，可能会造成进一步损伤甚至肌腱断裂。这一理论得到了无症状运动员跟腱影像学资料的支持，这些运动员在一侧跟腱断裂前，常有对侧跟腱断裂史。而90%~95% 的无症状对侧肌腱有与肌腱炎一致的特征。这表明，肌腱断裂前就已经存在这些异常病变。所以，此时我们治疗的重点应在于预防进一步的肌腱损伤。

类固醇注射被认为是肌腱断裂的一个危险因素，但无论放射学检查还是病理学检查都无法区分已注射的肌腱和未接受注射的肌腱。因此，虽然可的松本身可能不会直接导致肌

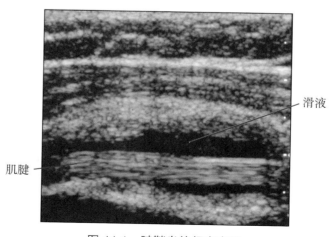

滑液

肌腱

图 11.1　腱鞘炎的超声表现

腱病变，但其抗炎作用和止痛作用可能使退化的肌腱在无意识中继续承受过高负荷，进而诱发断裂。不过，直接将类固醇类药物注射到肌腱实质中是不明智的，因为注射后产生的压力效应可导致局部缺氧和退变。

从异常肌腱的影像学表现可以推断出潜在的生物力学紊乱——跟腱是一个很好的例子，潜在病变的类型决定了肌腱内异常的分布 [比如过度旋前足患者跟腱损伤易出现在深部和内侧（图 11.2），以及高跟鞋足患者的跟腱浅部更易受损等]。以上信息将有助于医生制订针对性的矫正计划和预防措施（这就是对于致病的"病因"进行处理）。

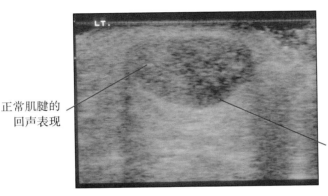

正常肌腱的回声表现

深部及内侧肌腱炎表现为低回声

图 11.2　跟腱的超声横断面

影像学检查的时机

注射技术已经在前几章中描述过了，本节的目的是为临床实践增加一个新的维度。并非所有的从业者都有十足的信心在患者存在潜在的生物力学紊乱时做出及时准确的诊断，并进一步通过提供建议或注射治疗的方式来帮助患者。在许多情况下，病症的临床表现可能是"非典型的"，而患者往往要求医生做出确诊，并提供传统意义上的影像学诊断依据。由于辐射剂量管控（目前欧洲指南试图降低整体辐射水平）的缘故，放射检查（如 X 线片）在软组织诊断中的应用受到限制。因此，软组织诊断的首选成像方法是MRI 或超声显影，尤其是后者不会造成辐射负担。超声诊断技术的进步及其在软组织疾病诊疗过程中的作用提示其已被认为等同于甚至优于 MRI 技术。其检查流程更快，价格也更低。

随着体育运动的普及以及患者对诊断和治疗方案认知程度的提高，对相关临床工作人员的要求也越来越高，而由于影像学引导下治疗的额外优势，影像学辅助技术已在专业实践中广泛的推广。虽然大多数软组织疾病是自限性的，或者对类固醇注射等包括在内的保守措施反应良好，但仍存在许多诊断不明确或症状消除不彻底的案例。因此，影像学策略为软组织疾病诊疗提供了一种新的选择，全科医生不再需要像以往一样将患者转诊到骨科门诊交由骨科医生判断是否需要手术治疗。

影像学检查方式

X 线片

X 线检查在肩关节疾病诊断 [比如终末期肩袖关节病（图 11.3）或糜烂性关节病（图 11.4）] 方面有重要作用，但对软组织和肌腱异常的诊断意义不大。"跟骨骨刺"就是一个很好的例子（图 11.5）。在这种情况下，放射学检查并不是最合理的诊断手段，因为骨刺的存在与否与足底筋膜炎相关性甚微，而足底筋膜炎才是造成疼痛的直接原因，骨刺的产生可能是由于局部生物力学失调引起的。

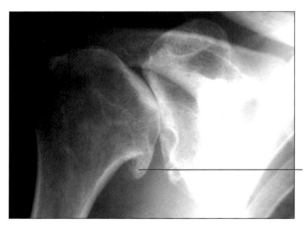

肱骨头下巨大骨赘

图 11.3　右肩前后位片显示因肩袖功能衰竭（肩袖关节病）而引起的退行性改变

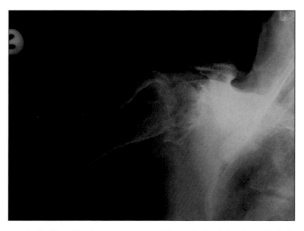

图 11.4　右肩前后位片显示类风湿性关节炎引起的关节糜烂和破坏

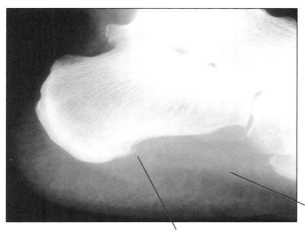

足底筋膜

跟骨下方骨刺

图 11.5　跟骨侧位片显示"跟骨骨刺"：这个通常是偶然发现的，但某些也与血清阴性关节病和 Reiter 综合征有关

磁共振检查

MRI 由于可避免电离辐射而被广泛应用于肌腱和软组织的成像。MRI 毫无疑问是一种功能十分强大的检查手段，但它昂贵、耗时且检查不够便捷。开检查单前最好与肌肉骨骼专业的放射科医生讨论 MRI 检查的必要性，以便为当前临床问题选择最适当的影像学检查方式。尽管在如肩袖成像（图 11.6）等方面 MRI 检查已十分成熟，但在某种程度上，MRI 正被现代超声技术所取代。

超声

在过去的 15 年里，探头技术（probe technology）的进步为超声在狭小区域里小结构

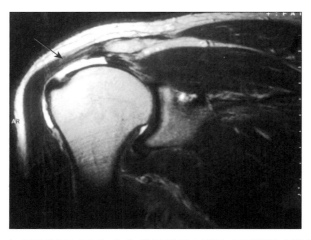

图 11.6　右肩冠状面 MRI T2 加权像显示冈上肌腱全层撕裂（箭头所指）

成像中的应用带来了革命性的改变，现在其空间分辨率和对比度分辨率至少和 MRI 一样好，甚至更优越。虽然大多数放射科都配备了超声设备，但肌骨超声对设备要求较高，通常需要最高标准的超声设备，并且配备合适的高频列阵探头。同时这套设备的发挥水平也高度依赖于操作者的操作技能。

超声检查的其中一个优点是能够实时成像，因此可以在检查时嘱患者做诱发疼痛的运动，准确成像异常组织。这方面一个很好的例子就是"肩部撞击综合征"，传统上这属于临床诊断，但现在可以通过动态扫描来确诊。

超声还能够引导介入治疗（图 11.7），可以用于活检，从肿胀的滑膜或关节中抽吸液体，还可以直接在超声引导下将类固醇和局部麻醉剂注射入有异常影像学表现的腱鞘和滑囊中。

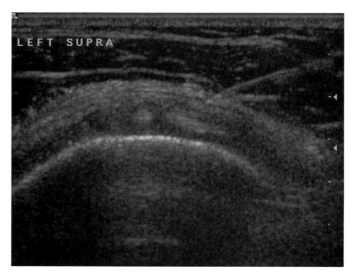

图 11.7　超声引导下三角肌下滑囊注射，图中可见囊较薄

不同成像方式的相对优点

表 11.1 总结了不同成像方式的相对优点。

表 11.1　不同成像方式的相对优势

	磁共振	超声	X 线片
骨	++	+	+++
软组织	+++	++++	+
引导注射	+	+++	
动态检查	+	++++	+
费用	++++	+	+
检查时长	++++	+	+

关节的影像检查

基本原则

如已决定采取影像学检查，应为影像科医生提供完整的临床病史和检查资料，方便其根据情况推荐合适的成像方式，并出具影像检查报告，而这对于全科医生或专科医生在评估进一步诊疗方面大有裨益。对于医生来说，观摩超声检查能够帮助自己更好地理解这项技术及其优缺点。

超声检查也为软组织疾病的应用解剖学和病理生理学的进一步发展提供了可能。

在描述一些实际的例子之前，应该强调的是所有的肌腱在超声检查中都有相似的表现，识别肌腱的异常表现在许多部位是相似的。本章介绍的超声图像可以说是一个即时"快照"，是一个动态和交互过程的记录。

肩关节

肩袖撕裂的病因仍有争议，但主要与年龄增长有关。其他因素包括肩关节撞击、胶原缺乏、相对缺血以及既往创伤病史等。肩痛在临床中非常常见，患者常表现为疼痛弧征、放射痛和典型的夜间疼痛。患者可有外伤史，但在老年人中肩袖损伤的情况往往易被忽视。通常，如果患有肩袖撕裂，物理治疗、休息或注射治疗几乎都收效甚微。

潜在的发病机制可能是年轻患者关节微不稳导致的撞击症，或者更为可能的是随着年龄的增长引起的肩袖撕裂，其中冈上肌最易受累。除非有潜在的血清阳性关节病伴滑膜增生，否则肩峰下滑囊炎相对是比较少见的。滑囊内抽吸到液体表明存在肩袖撕裂。完整的肩袖能在盂肱关节和三角肌下滑囊之间起到密封作用。因此，只有在肩袖撕裂的情况下才会进入液体。

制动、休息和抗炎是一线治疗方法。若一线治疗方法起效不明显可考虑注射局麻药和类固醇药物。

超声在肩部撞击和肩袖撕裂方面的诊断应用已较成熟，而且可能优于 MRI，因为它具有动态检查的优势，且便于引导注射。

单次注射无效可能有以下几个原因：存在肩袖撕裂、注射位置不正确或该病症对肩峰下注射无反应。超声可以非常有效地确定这些病例的诊断，并有助于指导进一步的治疗。在肩袖撕裂的超声检查中，超声能确认肩部撞击，区分部分撕裂和全层撕裂，并测量全层撕裂的大小，这将直接影响手术计划的制订。"冻结肩"一词在过去被宽泛使用，其实这种疾病在临床实践中并不常见。该病症诊断中，疼痛史是十分重要的，因为它往往表现为肩关节各方向活动度广泛受限，典型的疼痛通常发生于开始外旋的瞬间。影像学检查通常是正常的，潜在的问题与粘连性关节囊炎症有关，尤其是累及肱二头肌长头腱和冈上肌前缘之间的肩袖间隙时。治疗方法包括灌注性关节造影或在麻醉下行手法松解。有趣的是，肩袖间隙的病变组织在组织学上的表现与掌筋膜挛缩（Dupuytren's contracture）^① 十分相似（图 11.8~图 11.15）。

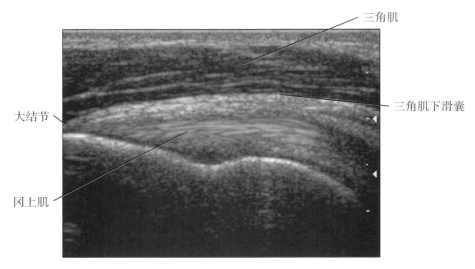

图 11.8　纵位超声显示正常冈上肌腱

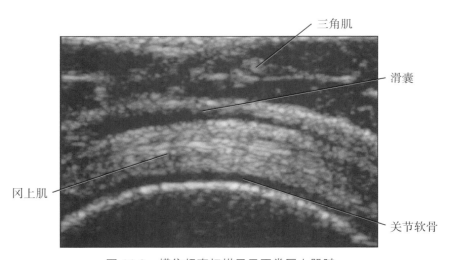

图 11.9　横位超声扫描显示正常冈上肌腱

---

① 掌腱膜挛缩是一种进行性掌腱膜纤维组织挛缩遗传病，常见于吸烟、饮酒或糖尿病的 40 岁以上的男性，尤其是北欧血统男性。通常认为其遗传模式为常染色体显性遗传，有不同的外显率。患者手掌出现一个小肿块或多个肿块，手掌凹陷，进而发展成指挛缩。病灶内注射皮质类固醇能够降低手术的必要性。若掌指骨的关节挛缩达到 30° 或存在近端指间关节挛缩，则应进行手术转诊。经皮针刺筋膜切开术和胶原蛋白酶注射是外科手术重要的替代治疗方案。——译者注

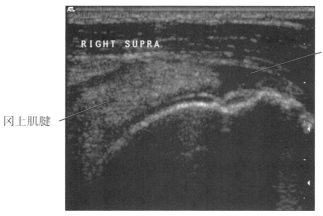

损伤肌腱缺损中出现液体充盈

冈上肌腱

图 11.10　超声显示冈上肌腱全层撕裂

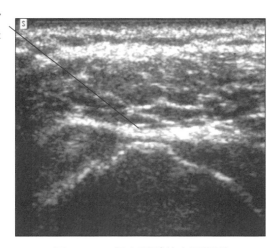

滑囊出现"凹面"提示肌腱缺失

图 11.11　冈上肌腱的全层撕裂

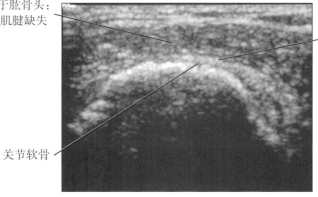

三角肌附着于肱骨头：冈上肌腱缺失

肱骨头旁的滑囊

关节软骨

图 11.12　巨大肩袖撕裂

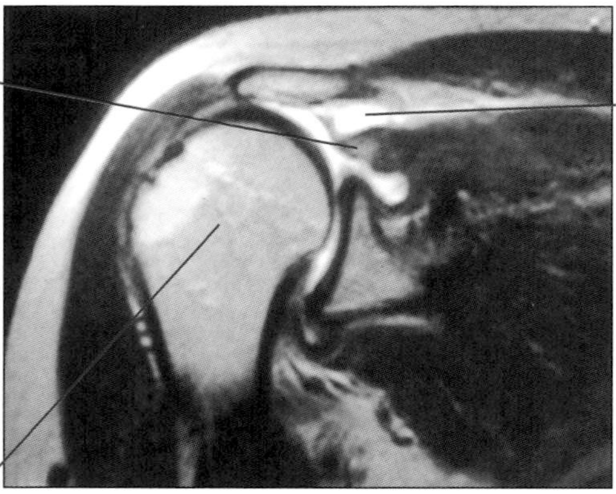

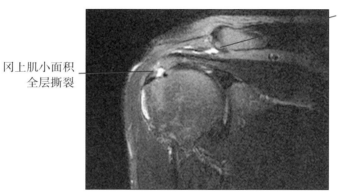

撕裂冈上肌腱的游离边缘

充满液体的肩峰下滑囊

肱骨头向上半脱位

图 11.13 MRI T2 加权像显示冈上肌腱完全撕裂

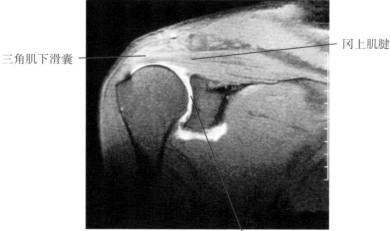

肩峰下滑囊积液提示全层撕裂

冈上肌小面积全层撕裂

图 11.14 MRI 关节造影显示冈上肌腱撕裂

三角肌下滑囊

冈上肌腱

盂肱关节对比增强

图 11.15 MRI 冠状位关节造影显示完整冈上肌腱

肩部疾病十分具有临床挑战性，其影像学检查有以下帮助：

· 排除骨关节炎。

· 排除炎症性关节炎。

· 有助于诊断肩袖撕裂。

· 测量撕裂的大小。

· 排除肱二头肌脱位。

· 排除钙化性肌腱炎。

· 有助于诊断隐匿性骨折。

跟腱

跟腱是最容易损伤的踝部肌腱，损伤通常发生在距离跟骨止点 2~6 cm 的相对缺血区。跟腱完全断裂的临床诊断通常较简单。

大部分跟腱自发性断裂的组织学表现可见退行性变。

超声在检查跟腱异常时是一种可靠的影像学检查方法，在跟腱完全断裂的情况下，超声可以确诊并测量断端之间的空隙，对手术评估中很有帮助（图 11.16）。超声下也可识别跖肌腱，其可在诊断跟腱完全断裂时出现混淆，出现假阴性的临床诊断结果。在保守治疗或手术治疗后，超声检查可以起到随访愈合过程、监测并发症的作用。

相比之下，慢性跟腱病变更是一个临床挑战，采用超声可以区分肌腱炎、部分撕裂和陈旧性断裂（图 11.17）。代谢性疾病患者的跟腱疾病非常常见，在超声检查中可探及肌腱内痛风石，是诱发疼痛的主要原因，在明确病因后可以指导后期合理治疗。

肌腱病变的分布特点和生物力学密切相关，跟腱前方滑囊"砰砰"弹响伴跟腱浅层病

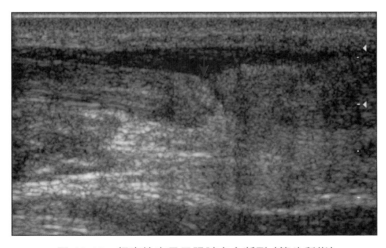

图 11.16　超声检查显示跟腱完全断裂（箭头所指）

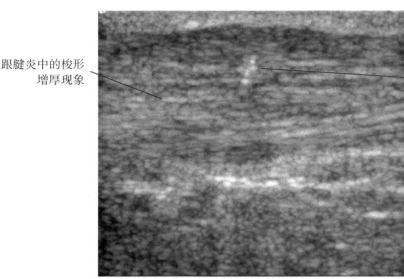

跟腱炎中的梭形
增厚现象

部分腱实质内撕
裂中可见钙化

图 11.17　纵位超声显示跟腱

变表明跟骨和高跟鞋跟之间存在摩擦，如跟骨骨骺骨软骨病（Haglund's disease）[1]。

　　深部和内侧肌腱炎提示过度旋前足，深部和浅部肌腱炎提示肌力不平衡和异常负荷。

踝关节

　　静态稳定结构（内侧和外侧副韧带）在超声影像上很难看到。除非症状迁延，通常不需要影像检查就可以处理损伤。动态稳定结构（腓侧和内侧韧带复合体）则较清晰可见。胫后肌腱易发生明显的退行性变，而完全性断裂常被忽视。

　　肌腱断裂未行有效处理的易发生后遗症，包括扁平足、后足外翻、前足外展和跗骨中段退变等。肌腱断裂通常发生在内踝周围或舟骨附着处，导致踝关节内侧疼痛、足弓扁平和无法单足站立。显然，为了避免远期残疾的发生，明确诊断非常重要（图 11.18 和图 11.19）。

　　部分撕裂可能是创伤性的或继发于胫骨骨赘形成。另外一个并不罕见的发病原因是，对侧扁平足畸形导致患侧超负荷受力。超声和 MRI 都是确诊胫骨肌腱病变和撕裂的有效工具，因此有助于在断裂发生前及时转诊治疗。

---

[1] 跟骨骨骺骨软骨病又称 Sever 病或 Haglund 病，由 Haglund 于 1907 年首先描述，Sever 则于 1912 年提出本病为跟骨骨骺的缺血性坏死。好发于爱好运动的 8~14 岁少年，女多于男，大多为单侧，也可为双侧。病因通常是由于负重时跟腱急性或慢性牵拉跟骨骨突所致，临床表现主要为足跟后部疼痛、肿胀和有压痛，患儿用足尖行走或呈轻度跛行。奔跑、跳跃、行走过久或牵拉跟腱附着处过久，可使疼痛加剧，患儿因此不能参加体育活动。检查发现跟骨后下方两侧压痛和轻度肿胀。X 线片上可见跟腱附着处有软组织肿胀，跟骨体与骨突之间的间隙增宽。骨突形状不整齐，变扁或碎裂，较健侧小，密度较高，有时呈分节状或斑点状致密影。——译者注

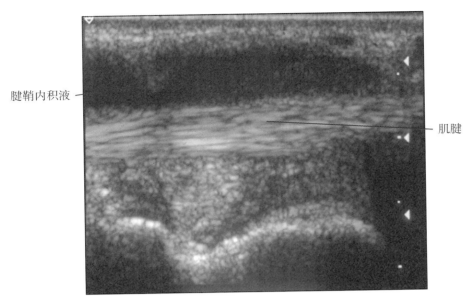

腾鞘内积液 —— 肌腱

图 11.18 超声成像显示胫后腱鞘炎

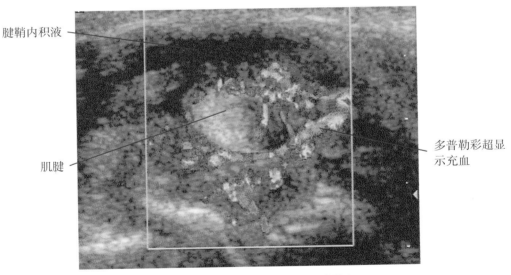

腾鞘内积液

肌腱 —— 多普勒彩超显示充血

图 11.19 多普勒彩超显示胫后腱鞘炎

超声引导下注射可以有效地治疗胫后肌肌腱炎，可辅助操作者准确地将类固醇注射至腾鞘内，避免对临床无法确诊的早期腱鞘炎进行肌腱注射。

足底筋膜

足跟下疼痛（跟痛症）是一种常见的临床症状，通常是足底筋膜炎导致的。跟骨下骨刺很常见，但这并不是足底筋膜炎的病因。超声是确认诊断的一种客观的检查方法。

跟痛症的患者在超声检查中可见足底筋膜增厚（常超过 0.4 cm），以及腱旁组织水肿及增厚导致的反射率降低（图 11.20）。腱旁组织炎可能也是导致疼痛的原因之一，所以对腱旁组织进行注射治疗是合乎逻辑的，但不能注射在肌腱内，因为这可能会有导致肌腱断裂的风险。超声是一种有效的于腱周组织内引导注射类固醇的方法（因为我们的注射目标只是位于肌腱表面的组织，结构菲薄，缺乏影像学引导很难完成注射）（图 11.21）。

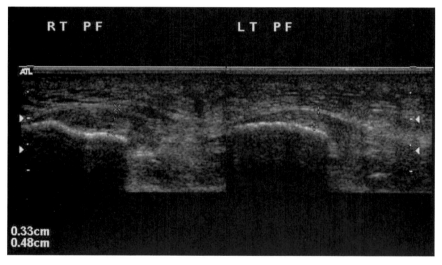

图 11.20　足底筋膜炎在超声图像的客观表现

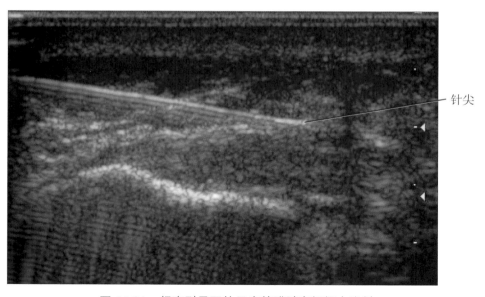

针尖

图 11.21　超声引导下的足底筋膜腱旁组织内注射

膝关节

MRI 在半月板和交叉韧带损伤的诊断中起着重要的作用，并且具有很高的灵敏度。超声在这个部位的应用较有局限性，主要是受膝关节结构的深度限制。但超声对于半月板及半月板旁组织异常的诊断有一定价值，且是髌腱检查的有效工具。个别髌腱病病例伴有囊性改变，保守治疗难以解决，因此应考虑转诊至骨科进行治疗。

超声在炎性疾病中的应用

超声被称为"风湿病专家延伸的手指"，这强调了其在肌肉骨骼损伤或疾病的临床检查中的重要作用。由于没有辐射，因此其检查次数没有限制。实践也证实它比传统的 X 线片更有利于检测早期侵蚀性变化。尽管证据表明 MRI 检查脊柱和骶髂关节等部位是有效的，并且此处超声无法查及，但其在普及率和成本方面有一定限制。

超声的潜在应用领域包括：

- 深部关节的检查（比如髋和肩）。
- 可在没有临床症状的情况下发现轻度滑膜炎。
- 对滑膜炎和其他引起肿胀的病因进行鉴别，包括腱鞘炎和皮下水肿。
- 滑膜炎的定量评估。
- 滑膜肥大和渗出之间的鉴别，为是否进一步行抽液治疗提供决策依据。
- 用于引导治疗性注射、抽液和活检及穿刺部位的定位。

超声引导注射

超声引导下注射可以精确注射到已明确的病变区域。针尖在整个检查过程中都是可见的，这样就可以一次性准确地进入滑囊、小关节或腱旁组织。由于未扩张的肩峰下间隙宽度常小于 2 mm，在没有引导的情况下很难完成精确注射。盲穿时超声显示，针头常位于肌肉或肌腱内，此处注射阻力很小。

超声引导下注射的优点包括注射快速、简便，避免多次注射无效的情况，以及准确定位。目前尚未有循证医学证据表明盲穿和引导注射有任何优势差距，但这是当前研究的热点。

钙化性肌腱病

钙化性肌腱炎是一种以疼痛为主要症状的疾病，可以发生在任何肌腱。但是肩袖中的冈上肌腱是最常见的发病部位。尽管重复性创伤、遗传易感性或生物化学紊乱都与此有关，但病因仍不清楚。钙化沉积是其常见的表现，通常在形成和再吸收期间引起疼痛。患者经常出现严重疼痛，并影响肩关节的各向活动度，而该疾病对局部注射或抗炎药无明显治疗反应。虽然此病通常被忽视，但一旦怀疑此诊断，可以通过放射检查或超声扫描来证实。超声检查有助于鉴别疼痛原因，比如钙质沉积、肩部撞击症还是肩袖撕裂。虽然钙化性肌腱炎往往有自限性，但相当数量的患者病程迁延、疼痛明显，需考虑进一步的治疗。

关节镜下切除术是一种行之有效的治疗方法，但存在手术和麻醉带来的风险，而且恢复期很长。

此病可采用经皮治疗，在超声或透视引导下用 20G 针头刺穿沉积物。手术在局部麻醉下进行，并且患者耐受性良好。在多次穿刺后，用生理盐水冲走沉积物以去除一些破碎的颗粒。按照程序，在退针之前会注射类固醇和布比卡因。这项手术大约需要 15 分钟才能完成，有时手术之后症状会加重 24 小时，而在接下来的几天里会有明显的改善。学者认为，这一过程会导致局部充血，从而有助于周围组织吸收钙化的沉积物。据报道，在症状持续了数月的患者中，高达 90% 的患者对其他治疗方法有抵触情绪（图 11.22）。

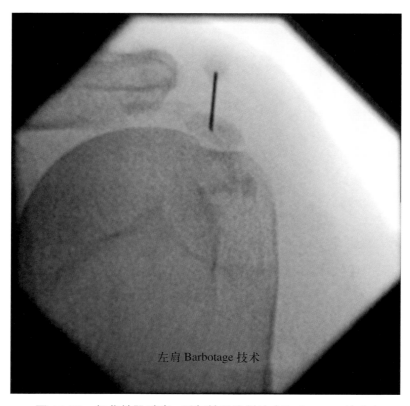

左肩 Barbotage 技术

图 11.22　钙化性肌腱病：反复抽吸注射法（Barbotage 技术）

冲击波治疗

体外冲击波治疗（extracorporeal shockwave therapy，ESWT）技术以前被熟知的名称是

体外冲击波碎石术（extracorporeal shockwave lithotripsy，ESWL），已经诞生有一段时间了，是治疗肾结石行之有效的方法。它在治疗骨和软组织疾病方面也有一定的作用，以下方面导致的临床症状都能通过 ESWT 改善：

- 骨折不愈合。
- 钙化性肌腱炎。
- 网球肘和高尔夫球肘。
- 股骨转子滑囊炎。
- 髌腱炎。
- 跟腱炎。
- 足底筋膜炎。
- Peyronie 病。

ESWT 通过超声或透视引导将冲击波直接作用到受影响的肌腱上，并应用高能量、精确聚焦的超声波束进行治疗。其作用机制尚不完全清楚，但它能引起局部充血反应，对细胞膜产生影响，改变疼痛受体阈值或释放负离子，这些都被认为是其治疗作用的原理。ESWT 在英国地区应用并不广泛，而在美国和欧洲大陆有更多的使用经验。它的优势在于没有明显的副作用，是非侵入性的治疗手段，且不涉及类固醇使用。这些具有广泛使用经验的临床中心的研究结果令人鼓舞，也是正在进行的研究热点之一。目前的欧洲指南建议将其应用于"难治性肌腱病"（refractory tendinopathy），而对于这种疾病，抗炎药、局部类固醇注射和物理治疗等一线治疗手段均无效。

本章意义

　　临床医生很难熟悉现有的所有成像和介入技术，但随着诊疗要求以及获得反馈的丰富，医者对常见软组织疾病的病理学和生物力学将有更深入的了解。通过这个过程，临床医生会对他们的临床工作更有信心，并认识到保守治疗或注射无效时，可能有其中潜在的问题。影像学检查也是临床工作者一个有用的工具，可以辅助实现及时的诊断和有效处理，提高医患满意度。

资源调配

　　影像学方法和治疗方案的可行性在不同的国家和地区各不相同，因此临床医生应充分利用当地可用的影像学方法和设施。临床医生应与二级医院建立良好的关系，二级医院可以调整其设施，为患者和医生提供尽可能最好的服务。

总　结

超声和 MRI 可以有效地诊断和治疗多种肌肉骨骼疾病。本章中的例子并非详尽无遗，而是用来说明成像和引导技术在一些常见的软组织疾病中的作用。影像学可以完善临床诊断和注射技术，使医生对软组织疾病的诊断和治疗更有信心。

拓展阅读

[1] Blei CL *et al*. (1986) Achilles tendon：ultrasound diagnosis of pathological conditions. *Radiology*. 159：765–767.

[2] Bunker TD and Schranz PJ (1988) *Clinical Challenges in Orthopaedics: The Shoulder*. Oxford University Press，Oxford，UK.

[3] Cunnane G *et al*. (1996) Diagnosis and treatment of heel pain in chronic inflammatory arthritis using ultrasound. *Semin Arthritis Rheum*. 25：383–389.

[4] Da Cruz DJ *et al*. (1988) Achilles paratenonitis：An evaluation of steroid injection. *Br J Sports Med*. 22 (2)：64–65.

[5] Farin PU and Jaroma H (1995) Acute traumatic tears of the rotator cuff：Value of sonography. *Radiology*. 197 (1)：269–273.

[6] Farin PU *et al*. (1995) Rotator cuff calcifications：treatment with US-guided technique. *Radiology*. 195：841–843.

[7] Farin PU *et al*. (1996) Rotator cuff calcifications：treatment with ultrasound-guided percutaneous needle aspiration and lavage. *Skeletal Radiol*. 25：551–554.

[8] Gibbon WW *et al*. (1999) Sonographic incidence of tendon microtears in athletes with chronic Achilles tendinosis. *Br J Sports Med*. 33 (2)：129–130.

[9] Green S *et al*. (2001) Interventions for shoulder pain. *Cochrane Database Syst Rev*. 2：CD001156.

[10] Hollister MS *et al*. (1995) Association of sonographically detected subacromial/subdeltoid bursal effusion and intra-articular fluid with rotator cuff tear. *Am J Roentgenol*. 165：605–608.

[11] Kane D *et al*. (1998) Ultrasound guided injection of recalcitrant plantar fasciitis. *Ann Rheum Dis*. 57 (12)：749–750.

[12] Loew M *et al*. (1999) Shock-wave therapy is effective for chronic tendinosis of the shoulder. *J Bone Joint Surg Br*. 81 (5)：863–867.

[13] Manger B and Kalden J (1995) Joint and connective tissue ultrasonography：a rheumatological bedside procedure? *Arthritis Rheum*. 38：736–742.

[14] Rompe JD *et al*. (1995) Extracorporal shock wave therapy for calcifying tendinitis of the shoulder. *Clin Orthop Relat Res*. 321：196–201.

[15] Rompe JD *et al*. (1998) Shoulder function after extracorporal shock wave therapy for calcific tendinitis. *J Shoulder Elbow Surg*. 7：505–509.

专业术语缩写词英汉对照

anti-CCP	anti–citrullinated c–peptide	抗环瓜氨酸
BMI	body mass index	身体质量指数
DAS	disease activity score	疾病活动度评分
DMARD	disease–modifying antirheumatic drug	改善病情抗风湿药物
ESWL	extracorporeal shockwave lithotripsy	体外冲击波碎石术
ESWT	extracorporeal shockwave therapy	体外冲击波治疗
GP	general practitioner	全科医生
GTPS	greater trochanter pain syndrome	股骨大转子疼痛综合征
INR	international normalised ratio	国际标准化比率
MRI	magnetic resonance imaging	磁共振成像
NHS	National Health Service	英国国家卫生服务
NICE	National Institute for Health and Care Excellence	英国国家卫生与临床优化研究所
NOACs	novel oral anticoagulants	新型口服抗凝剂
NSAIDs	non–steroidal anti–inflammatory drugs	非甾体抗炎药
POLICE	protection，optimal loading，ice，compression and elevation	保护、优化负重、冰敷、加压包扎和抬高患肢
QOL	quality of life	生活质量
RA	rheumatoid arthritis	类风湿性关节炎
RCT	randomised controlled trial	随机对照试验
RF	rheumatoid factor	类风湿因子
RICE	rest，ice，compression and elevation	休息、冰敷、加压包扎和抬高患肢
VAS	visual analogue scale	视觉模拟评分法